A Skill Enhancement Guide for JSP Dental Hygienists

日本歯周病学会 認定歯科衛生士 スキルアップ

特定非営利活動法人 日本歯周病学会 編

医歯薬出版株式会社

「日本歯周病学会認定歯科衛生士スキルアップ」の刊行によせて

わが国では現在も成人の約6～7割が歯周病に罹患していると言われ，未だに歯周病の予防と治療が広く国民に浸透しているとは言い難い状況です．日本歯周病学会は，1957年に歯周病を克服することにより自分の歯を1本でも多く保存することを目的に設立された学術団体であり，会員総数は2024年12月31日現在13,211名，その中で約3,600名が歯科衛生士会員で，それぞれの会員数は毎年増加傾向にあります．

歯周病予防・治療において歯科医師と歯科衛生士が連携してそれぞれの立場から患者に対して向き合うことにより，大きな治療効果を得ることができます．そのことからも，歯周病学・歯周治療学の研鑽に意欲的な，未来を担う歯科衛生士会員が増えていることを，本会はとても頼もしく感じています．

また本学会は，歯周治療における専門的知識と技能を有する歯科医師を育成するとともに，国民の口腔保健の増進にさらなる貢献をするために，認定医，歯周病専門医，指導医資格の制度を設けています．「歯周病専門医」に関しては，日本歯科専門医機構が認定する厚生労働省通知による広告可能な専門医として認められています．

それに加えて，歯周病への対応を的確かつ効率的に実施し，長期間にわたり国民の健康管理に貢献できる有能な歯科衛生士を認定して行くことも大切な使命とし，歯科衛生士の認定制度を本学会で設けています．この「認定歯科衛生士制度」は2005年に発足し，2024年12月31日までに1,484名の認定歯科衛生士が誕生しています．

本書は認定歯科衛生士の方々に対して，次のステージへのスキルアップを目指すことが可能なように，これまでの歯科衛生士向けのさまざまな教本とは異なる視点から各章が構成され，それぞれフルカラーのわかりやすい文章と図表で表現されています．手に取られて，歯科衛生士の仕事にはまだ新たな目標が数多く潜んでいることにお気づきになったのではないでしょうか．また新たに認定歯科衛生士を目指す方にとっても，これからの歯科衛生士業務の方向性を示す格好の指南書ともなるでしょう．ぜひ，多くの歯科衛生士の方々に本書をご活用いただきたいと思います．

結びに，この本の刊行は，本学会歯科衛生士関連委員会委員長の荒川真一先生（宝塚医療大学保健医療学部）を中心とした11名の執筆者による多大なご尽力と，多くの先生方のご協力があってこそ実現できたものです．ご多忙中にもかかわらず玉稿を御執筆いただき，度重なる校正にご協力いただいたことに，心より感謝申し上げます．また，本書の上梓にご理解とご助力をいただいた医歯薬出版株式会社編集部の皆様に感謝の意を表します．

2025年1月

特定非営利活動法人　日本歯周病学会

理事長　沼部 幸博

特定非営利活動法人　日本歯周病学会編
「日本歯周病学会認定歯科衛生士スキルアップ」
執筆者一覧（五十音順）

（*日本歯周病学会歯科衛生士関連委員会）

委員長　　荒川　真一　（東京科学大学名誉教授・宝塚医療大学保健医療学部口腔保健学科）

副委員長　野村　正子　（日本歯科大学東京短期大学特任教授）

稲垣　幸司　（愛知学院大学短期大学部）

大八木孝昌*　（歯科おおやぎ）

五味　一博　（鶴見大学名誉教授）

杉原俊太郎*　（神奈川歯科大学歯学部歯周病学分野）

辰巳　順一　（朝日大学歯学部歯周病学分野）

西田　哲也*　（アーク歯科クリニック）

西山　　暁　（東京科学大学大学院医歯学総合研究科総合診療歯科学分野）

埴岡　　隆　（福岡歯科大学名誉教授・宝塚医療大学保健医療学部口腔保健学科）

星　　　嵩　（星歯科医院）

◆ 利益相反に関して

　特定非営利活動法人日本歯周病学会「歯周病学会認定歯科衛生士スキルアップ」策定に関する委員会では，以下に記載の基準で執筆開始（令和6年4月）の1年前（発刊から2年前）に遡って，委員ならびに親族（配偶者，一親等の親族，または生計を共にする者）より利益相反状況の申告を得た．

〈利益相反開示項目〉　該当する場合は具体的な企業名（団体名）を記載，該当しない場合は「該当なし」と記載する．
1. 企業や営利を目的とした団体の役員・顧問職・社員などの就任の有無と報酬額（1つの企業や団体から年間100万円以上のもの）
2. 株の保有と，その株式から得られる利益（1つの企業の年間の利益が100万円以上，もしくは当該株式の5%以上を保有する場合）
3. 企業や営利を目的とした団体から支払われた特許使用料（1つの特許使用料が年間100万円以上）
4. 企業や営利を目的とした団体から会議の出席（発表，助言など）に対し，研究者を拘束した時間・労力に対して支払われた日当，講演料など（1つの企業・団体からの年間の講演料・謝金が年間50万円以上）
5. 企業や営利を目的とした団体がパンフレットなどの執筆に関して支払った原稿料（1つの企業・団体からの原稿料が年間50万円以上）
6. 企業や営利を目的とした団体が提供する研究費（1つの企業・団体から歯科医学系研究（治験・臨床研究費・受託研究費，共同研究費，奨学寄附金など）に対して支払われた総額が年間100万円以上）
7. 企業などがスポンサーとなる寄付講座に申告者らが所属している場合
8. 研究とは無関係な旅行・贈答品などの提供（1つの企業・団体から受けた総額が年間5万円以上）

＊このたびの執筆においては，すべての委員から申告事項に該当なしの回答を得た．

「日本歯周病学会認定歯科衛生士スキルアップ」目次
A Skill Enhancement Guide for JSP Dental Hygienists

I編 基本事項について

CHAPTER 01 医療面接の勘所 [杉原俊太郎] ………… 8

1 医療面接 ………… 8
2 医療面接の技法 ………… 8
  1）態度類型 ………… 8
  2）質問形式 ………… 9
3 医療面接の実際 ………… 9
  1）主訴 ………… 10
  2）現病歴 ………… 10
  3）現症 ………… 11
  4）歯科的既往歴 ………… 11
  5）全身的既往歴 ………… 11
  6）家族歴 ………… 11

CHAPTER 02 プラークコントロールの確立とは [西田哲也] ………… 12

1 プラークコントロールの重要性 ………… 12
2 O'Leary らのプラークコントロールレコード（PCR）………… 12
3 PCR 検査の実際 ………… 13
  1）前準備 ………… 13
  2）歯面の染色 ………… 13
  3）プラーク付着状態の検出 ………… 14
  4）スコアの計算 ………… 14
4 良好なプラークコントロールの目安 ………… 14

CHAPTER 03 PMTC とは [野村正子] ………… 16

1 歯面研磨，PTC，PMTC の違い ………… 16
  1）歯面研磨とは ………… 16
  2）PTC とは ………… 16
  3）PMTC とは ………… 16
2 PMTC の手順 ………… 17
3 おわりに ………… 19

II編 エキスパートを目指して

CHAPTER 01 歯周病の新分類を理解する [星 嵩] ………… 22

1 歯周病の新分類の概説 ………… 22
2「歯肉炎」の新分類 ………… 22
  1）部位レベルの診断基準 ………… 23
  2）一口腔単位の患者レベルの診断基準 ………… 23

3 「歯周炎」の新分類 ………… 24
　1） 歯周炎の診断基準 ………… 25
　2） 歯周炎のステージ分類 ………… 25
　3） 歯周炎のグレード分類 ………… 26
4 日本歯周病学会の新分類に対する対応 ………… 27

CHAPTER **02** 化学的プラークコントロールと
オーラルセルフメディケーション ［ 五味一博 ］ ………… 28

1 はじめに ………… 28
2 オーラルセルフメディケーションの考え方 ………… 29
　1） 洗口液の普及状態 ………… 29
3 洗口液による化学的プラークコントロール ………… 30
　1） 洗口液の種類と特性 ………… 30
　2） 化学的プラークコントロールの効果 ………… 32
4 根面う蝕への対応 ………… 33
5 口腔粘膜の細菌コントロール ………… 34
6 洗口液使用のクリニカルクエスチョン（CQ） ………… 34
7 おわりに ………… 35

CHAPTER **03** 歯科衛生士が対応可能な覚醒時ブラキシズム
［ 西山　暁 ］ ………… 36

1 覚醒時ブラキシズムとは　─ TCH という概念 ………… 36
　1） 覚醒時ブラキシズム≠クレンチング ………… 36
　2） 上下歯列接触癖（TCH） ………… 36
2 覚醒時ブラキシズムと歯周病 ………… 37
3 覚醒時ブラキシズムの発生とリスクファクター ………… 38
　1） 覚醒時ブラキシズム発生の生理学的機序 ………… 38
　2） 覚醒時ブラキシズム（TCH）のリスクファクター ………… 39
4 TCH のコントロール ………… 39
　1） ステップ1：動機づけ ………… 40
　2） ステップ2：意識化訓練 ………… 40
　3） ステップ3：競合反応訓練 ………… 41
　4） ステップ4：強化 ………… 41

CHAPTER **04** 禁煙支援の勘所 ［ 稲垣幸司・埴岡　隆 ］ ………… 42

1 喫煙を取り巻く現状 ………… 42
2 喫煙による影響 ………… 42
　1） 歯周組織への影響 ………… 42
　2） 免疫系への影響 ………… 42
　3） プラーク形成への影響 ………… 44
3 歯周治療に対する禁煙の効果 ………… 44
4 日本歯周病学会の禁煙支援の実践手順 ………… 44
　1） 喫煙歴の把握 ………… 45
　2） 身体的ニコチン依存度（FTND）の判定 ………… 45
　3） タバコの銘柄とニコチン量の把握 ………… 45
　4） 喫煙の蓄積量の把握 ………… 46

5

5）禁煙経験 ………… 46
6）身体的および心理的ニコチン依存度（TDS）の判定 ………… 46
7）禁煙への行動変容ステージの判定と同居する家族の喫煙状況 ………… 46
8）加濃式社会的ニコチン依存度調査票（KTSND）の判定 ………… 47
9）歯肉メラニン色素沈着の判定 ………… 47

5 禁煙支援のゴール ………… 48
6 さまざまな禁煙支援法 ………… 48
7 おわりに ………… 48

CHAPTER **05** **インプラントに対する留意点** [辰巳順一] ………… 50

1 インプラント治療後のメインテナンスの目的 ………… 50
2 インプラント周囲組織の検査 ………… 52
3 臨床検査結果の評価と診断 ………… 52
4 インプラントメインテナンス間隔の決定 ………… 52
5 インプラント治療後のメインテナンス方法 ………… 53
1）インプラント周囲粘膜炎と診断された場合 ………… 53
2）インプラント周囲炎と診断された場合 ………… 54
3）インプラント周囲疾患治療後の管理 ………… 54

CHAPTER **06** **配慮が必要な患者への対応** [大八木孝昌] ………… 56

1 歯科恐怖症 ………… 56
1）恐怖を感じる特定の状況，器具および処置 ………… 56
2）歯科医師への不信感 ………… 56
2 全身疾患への対応 ………… 58
1）循環器疾患を有する患者 ………… 58
2）抗血栓薬服用患者 ………… 58
3）糖尿病患者 ………… 59
4）腎疾患患者 ………… 59
3 妊婦への配慮 ………… 59

CHAPTER **07** **「動機づけ」を再考する** [野村正子] ………… 60

1 動機づけ=モチベーション（motivation）とは ………… 60
2 歯周治療におけるモチベーション ………… 60
3 モチベーションの基本的な考え方 ………… 61
1）動因と誘因 ………… 61
2）外発的動機づけと内発的動機づけ ………… 62
3）外発的動機づけと内発的動機づけの関係 ………… 63
4 "報酬"と"罰"──"褒める"と"叱る"についての古典的研究 ………… 63
5 健康行動としての歯磨き行動 ………… 64
1）健康行動とは ………… 64
2）健康行動の行動変容ステージ ………… 64
3）禁煙外来での禁煙治療と歯科外来での歯周治療の違い ………… 65
6 おわりに ………… 65

参考文献 ………… 66
索引 ………… 72

I編
基本事項について

CHAPTER 01
医療面接の勘所 ……… 08

CHAPTER 02
プラークコントロールの確立とは ……… 12

CHAPTER 03
PMTCとは ……… 16

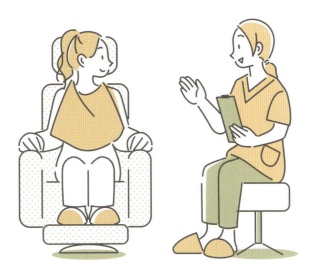

CHAPTER 01 医療面接の勘所

1 医療面接

　医療面接では，診断のための病歴聴取にとどまらず，患者自身をより深く理解することが必要である．疾患やその経過について，患者自身の言葉で話してもらい，医療者は患者の立場に立ち，共感をもって対応することが求められる．歯科における医療面接の目的としては，①良好な患者との関係構築，②患者からの情報収集，③患者に対する説明，教育，動機づけの3つがあげられる[1]．臨床現場において，医療面接は問診の後，診断，治療計画の説明，治療計画の承諾・決定へと進む．特に治療計画の策定の過程においては，患者の病気や治療に対する考え，すなわち「解釈モデル」をよく聴取することが不可欠である[1, 2]．

　「解釈モデル」とは患者が主訴に関連する病状や医療に対してどのように考え，理解しているか（例：病気の原因，診断，治療方針，予後についての考え方）である．患者の「解釈モデル」を正確に把握することは，医療者と患者の良好な関係構築につながり，患者満足度の向上にも寄与するとされる[3]．

2 医療面接の技法

　医療面接の役割は，患者との信頼関係を確立し，治療を円滑に進めることにある．そのためには患者の立場を理解する必要があり，以下の技法を駆使して情報収集することが求められる（**表 1-1-1**）．

1）態度類型

　下記，①から③までの態度で医療面接を行うことが必要であり，④から⑦とならないよう留意すべきである．
　①共感的態度：自分を患者の立場において，感情を共有していることを言葉で伝える態度
　②支持的態度：患者の言葉や行動を否定せず，当然のこととして受け入れて支持する態度
　③理解的態度：患者の気持ちや感情（つらさ，不安）を理解し共感する態度

　④評価的態度：患者の行動，症状に対する感じ方に面接者が善し悪しを評価する態度
　⑤解釈的態度：患者の話を面接者のほうで一方的に説明し，医学的に解釈する態度
　⑥調査的態度：多くの医学的情報を入手するため，事細かに尋ねる態度
　⑦逃避的態度：面接者が自分にとって説明しにくい質問を避けてしまう態度

表 1-1-1　医療面接における好ましい姿勢・態度・技法

分類	技法	内容
態度類型	共感的態度	自分を患者の立場において，感情を共有していることを言葉で伝える態度
	支持的態度	患者の言葉や行動を否定せず，当然のこととして受け入れて支持する態度
	理解的態度	患者の気持ちや感情（つらさ，不安）を理解し共感する態度
質問形式	開放型質問法（開かれた質問，open-ended question）	何についてどう話すかを患者にゆだねる質問方法
	閉鎖型質問法（閉ざされた質問，closed question）	答えが「はい」か「いいえ」のどちらかで終わる質問法
	中立的質問法（neutral question）	名前・住所・性別などを尋ねる場合で，答えが１つしかない質問法
	多項（多選択肢）質問法（multiple choice question）	複数の選択肢を与える質問法
	焦点を絞った質問法（focused question）	疑問を明確にする目的で，方向づけをする質問法

2）質問形式

①開放型質問法（開かれた質問，open-ended question）：何についてどう話すかを患者にゆだねる質問法

②閉鎖型質問法（閉ざされた質問，closed question）：答えが「はい」か「いいえ」のどちらかで終わる質問法

③中立的質問法（neutral question）：名前・住所・性別などを尋ねる場合で，答えが１つしかない質問法

④多項（多選択肢）質問法（multiple choice question）：複数の選択肢を与える質問法

⑤焦点を絞った質問法（focused question）：疑問を明確にする目的で，方向づけをする質問法

医療面接の導入は主訴に対する開放型の質問を行い，続いて閉鎖型質問などを効果的に使い分けながら主訴に対する診断を行う．そのほか，言語コミュニケーションと非言語コミュニケーションを効果的に使う，会話を促し積極的に傾聴する，患者の解釈モデル（病気や治療に対する考え方や希望）や受療行動を明らかにする，といったことにも留意する．

なお，医療面接の後半には全身的既往歴の聴取を行う[1]．

3　医療面接の実際

医療面接での聴取事項は主訴，現病歴，現症，歯科的既往歴，全身的既往歴，家族歴などがあげられる．この項ではこれらの聴取事項に関して解説を行う（**表 1-1-2**）．

I 編 基本事項について

表 1-1-2 医療面接で聴取する情報の違い

分類		項目	内容
歯科的情報	主観的情報	主訴	患者が最も強く訴える症状（来院動機）
		現病歴	主訴に関連する症状の発症および経過，該当部位に過去行われた歯科的介入・診療内容
		歯科的既往歴	患者が過去に受けた歯科治療の記録
	客観的情報	現症	主訴に関連する疾患の現在の状態
全身的情報	主観的情報	全身的既往歴	歯科関連領域以外の全身疾患・全身的状態
		家族歴	家族の全身疾患罹患状況，家族・患者の生活習慣や職業，喫煙歴

1）主訴

　一般的に主訴とは，患者が最も強く訴える症状，つまり歯科医院に来院した直接の動機である．主訴を聴取する際の留意点として，まず「今日はどうされましたか？」といった開放的な質問をすることが重要である．また，基本的には主訴は1つであるが，複数の主訴が存在する場合には，優先順位を整理して記載することが求められる．

　原則として，主訴は患者が話した言葉をそのまま記録することが重要である．例としては，「左上の奥歯が痛い」「入れ歯が欠けた」「詰め物が取れた」などがあげられる．ただし，希望（〜してほしい），命令（〜しろ），依頼（〜願います）などは主訴として適切ではないことに注意する．たとえば，「歯石を取ってほしい」や「入れ歯を作ってほしい」といった希望は主訴とはみなされないが，視点を変えれば「歯石が気になる」や「入れ歯が合わず，固いものが噛めない」と記載することができる．このように，患者の言葉を生かして主訴を記載することが重要である[4]．

　ここで気をつけなければならないのは，医療従事者が誘導質問を行い，無理に主訴に結び付けるのを避けることである．患者の言葉を正しく反映しない場合，医療過誤につながる可能性があるため，主訴は必ず患者の言葉を尊重して記載することが求められる．さらに，患者の訴えをより深く理解し，適切に反映させることが重要である[5]．

2）現病歴

　現病歴は，主訴に関連する症状の発症および経過を詳細に記録するものである[4]．併せて，該当する部位に対して過去に行われた歯科的介入や，それに伴う診療内容，また患者がどのような対応をしたかを確認することが求められる．具体的には，以下の項目を基に詳細を記録する[5]．

① おおよその発症時期

② 発症部位と来院に至るまでの経過

③ 具体的な症状の内容

④ 主訴に対する随伴症状

⑤ 増悪因子と寛解因子（症状を悪化させる因子と軽減する因子）

⑥ 主訴部位の過去の治療歴

⑦ 服薬の有無

医療面接の勘所

3) 現症

主訴に関連する疾患の現在の状態を詳細に記載する．視診，触診，打診，聴診，歯周組織検査，エックス線画像検査など，さまざまな診査法に基づく身体所見を含める[4]．これらの客観的情報は，現病歴とともに，主訴に対する診断を行う際の重要な基礎データとなる[6]．

4) 歯科的既往歴

歯科的既往歴とは，患者が過去に受けた歯科治療の詳細な記録である．歯科治療としては，さまざまな薬剤や歯科材料の使用に加え，抜歯や歯周外科手術，インプラント手術などの観血的処置が行われた可能性がある．現病歴の聴取と同様に，観血的処置の既往がある場合は，実施時期，麻酔の状況（異常の有無），術後出血の有無，処方された薬剤の種類，薬物相互作用による有害反応などを詳しく聴取することが重要である．また，修復処置，補綴処置，矯正処置の有無とその時期，小児期における歯科治療の経験などを記録する[5]．

5) 全身的既往歴

現在，わが国は超高齢社会であり，さまざまな全身疾患を有する患者が歯科医院を訪れる機会が増加している．特に歯周病は全身疾患との関連が深いとされている[6, 7]．糖尿病，肥満，虚血性心疾患，誤嚥性肺炎，関節リウマチ，認知症，骨粗鬆症，免疫・アレルギー疾患などの全身疾患に留意する必要がある．さらに早産・低体重児出産や，環境因子として喫煙やストレス，また遺伝的要因についても十分な情報を得て理解することが求められる．

歯科関連領域以外の全身的状態については，以下の項目を中心に聴取する．

① 主訴発症までの患者の健康状態

② 過去における疾患と検査およびその結果

③ 精神的・機能的異常

④ 治療に対する特異体質

⑤ アレルギー，過敏症，免疫状態

⑥ 重症疾患，外傷，手術，入院の経験

全身的既往歴の聴取と同時に，食事や薬剤に対するアレルギーも同時に聴取する．「お薬手帳」による服薬履歴も参考にし，必要に応じてかかりつけ内科医などへの照会・対診も行う[5]．

6) 家族歴

遺伝的背景との関係が深く，歯周病との関連がきわめて深い糖尿病や高血圧症などに代表される全身疾患について，過去・現在の家族の罹患状況を聴取する．家族歴の聴取に際しては，家族のみならず患者の生活習慣や職業についても同時に聴取する．特に，喫煙歴や社会歴から生活習慣病の罹患状況を同時に確認する[8]．

CHAPTER 02 プラークコントロールの確立とは

1 プラークコントロールの重要性

　プラーク性歯肉炎と歯周炎の主な原因はそれぞれ歯肉縁上および縁下の細菌性プラークであり[1]，この細菌性プラークを除去することは，歯周病の治療と予防の基本である．良好なプラークコントロールは歯周外科治療後の治癒と組織の炎症の予防に有益であり[2]，特に再生療法で良好な臨床結果を得るためには，十分なプラークコントロールの維持が必要であること[3]が示されている．一方，定期的管理下にない自己による口腔衛生管理のみでは，原因除去療法が不十分となり，歯周治療の管理が適切にできない[4,5]．

　歯周治療は，良好な口腔衛生状態を維持することで，歯周炎の進行を抑制できることが示されている[6,7]．すなわち，歯周治療ではすべての治療経過の中でプラークコントロールが継続的に実行され，治療の開始時からメインテナンス（またはSPT）まで，常に指導管理下に置くことが重要になる．歯科医療従事者と患者とが一致協力してプラークコントロールを行うことで，歯周治療は成功する．

2 O'Leary らのプラークコントロールレコード（plaque control record：PCR）

　口腔内のプラークコントロールの状態を把握する検査にはいくつかの方法（指数）があるが，日常臨床では O'Leary らが提案した PCR[8]を用いることが多い．

　O'Leary らはプラークチャート（図 1-2-1）を用い，迅速で確実なプラークの付着を客観的に表し，患者にプラークの付着を認識し理解させることを目的とした方法を開発した．この方法により，患者はプラークコントロールの習得における進捗状況を視覚化することができ，患者のモチベーションの向上を図ることができるとしている．

　この検査は，歯頸部に付着したプラークの有無を検査する定性検査であり，プラークの量を検査する定量検査ではない．歯周病の発症と進行に関係するプラークに着目して判定する検査となっており，比較的簡便で精度の高い検査方法といえる．

　歯面を近心，遠心，唇頬側，舌口蓋側の4面に分割後，プラーク染色液を用いてプラークを染色し，各歯面の歯頸部において細菌性プラークの有無を判定する．この際，ペリクル（獲得被膜）や食物残渣などは染色されていても判定せず，不明の場合には探針またはプローブを用いて擦過し，注意深く検査する必要がある．

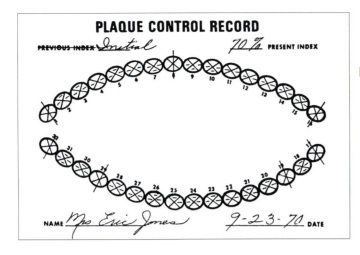

図 1-2-1 O'Leary らのプラークコントロールレコード（PCR）のプラークチャート（文献[8]より引用）
プラークチャートの欠損歯を線で消して除外し，1歯を4面（唇/頰，舌/口蓋，近心，遠心）に分けたのちに，歯肉辺縁部にプラークが付着している場合には印（ダッシュ：—）を記入する．その後に，被検歯面の総数に対するプラーク付着歯面の合計数の割合をスコアとして百分率で算出する．

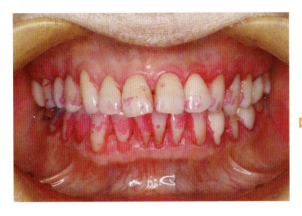

図 1-2-2 プラーク染色液で染色された口腔内
検査に先立ちプラーク染色液で染色し，プラークの判定をしやすくする．染色された部分が細菌性プラークかペリクルなどかの判断に迷う場合には，探針またはプローブで擦過し判定する．

3 PCR検査の実際

1）前準備

PCRの検査では，プラークチャートを用い，歯頸部の細菌性プラークの付着状態を記入し評価する．検査に先立ち，プラークチャートの欠損歯に線を入れ検査から除外する（図 1-2-1）．

2）歯面の染色

検査の開始部位は，一般的にリバースＣの法則*に則り，上顎右側の最後臼歯頰側遠心面から開始する．プラークの染色は染色液（中性紅，エリスロシンなど）を用い，検査開始部位から行うが，唾液の量が多い場合には，最初に下顎舌側から始めると作業しやすい．

プラークの染色作業は染色液を浸した小綿球や綿棒などで行うが，歯面を擦過しプラークを落としてしまわないように注意する．口腔の全歯面に染色液を塗布した後，軽く洗口させる（図 1-2-2）．

＊ 口腔内の検査や検診などの際の歯を診る順番は，右上から左上，左下，右下の時計回りの順番で行うが，アルファベットのCを逆にした形となることからリバースC（逆C）の法則[9]と呼ばれている．この法則に従って作業を行うことで，術者と介補者は連携が円滑となる．

Ⅰ編　基本事項について

3）プラーク付着状態の検出

　介補者（記録者）がいる場合，歯式は FDI 方式*などで検査開始部位を確認してから始める．また，検査の途中で歯番は適宜確認し，正確に記入されているか注意する．

　探針またはプローブを用いて歯頸部のプラーク付着の状態を確認し，プラークの付着している面は「イチ」，付着していない面は「ゼロ」と読み，プラークチャートに記入する．

　検査は唇頬側 3 点（遠心 - 中央 - 近心）を一括で読み，次いで舌口蓋側 1 点（中央）を読むが，舌口蓋側 3 点（遠心 - 中央 - 近心）を読み，近遠心はダブルチェックする方法もある．

4）スコアの計算

　被検歯面の総数に対するプラーク付着歯面の合計数の割合を百分率で算出し，PCR のスコアとする．

$$PCR = \frac{プラーク付着歯面の合計数}{被検歯面の総数} \times 100 \ （\%）$$

4　良好なプラークコントロールの目安

　PCR のスコアは何％が良好とされているのかについては，さまざまな見解がある．

　PCR を考案した O'Leary ら[8] は，患者に対して，そのスコアが 10％以下になるように口腔清掃指導を行う必要があると述べている．しかし，10％以下のプラークコントロールをすべての患者に要求するのは現実に容易ではないことから，木下ら[11] はメインテナンス期における好ましいプラークコントロールの程度を検討し，そのスコアは 30％未満（約 20 数％まで）であることを示唆した．また，島内ら[12] もメインテナンス期間中の PCR を調査した研究で，そのスコアが 20％を超える群は 20％以下の群に比べて全期間を通じてプロービング深さが有意に深かったと述べている．

　渡辺ら[13] は健康な歯肉の状態を維持するのに妥当なプラークスコアは 20％であることを確認している．プラークコントロールの変化が歯周基本治療に及ぼす影響について調査した研究[14] では，歯周基本治療中に PCR が 10％以下になってから再評価までの平均が 10％以下であったグループは，20％以上のグループと比較してポケットの減少量が有意に大きかったと示されている．このことから，PCR は 10％以下を目標とし，好ましい PCR の境界線は 20％となることが示唆された．また Lindhe[15] は，どの程度のプラーク付着が口腔の健康を保つうえで適当であるかは示されていないものの，メインテナンス期の患者では 20〜40％程度の PCR が許容されるとしている．

　これらの研究または臨床経験から，『歯周治療のガイドライン 2022』[16] では，歯周外科治療を

＊FDI 方式は 1968 年に考案された歯の表記法（歯式）のひとつで two-digit system，WHO ISO3950[10] とも呼ばれ，国際的に広く用いられている．歯を 2 桁の数字で表し，1 桁目は上下左右を，2 桁目は歯番を表す．上顎右側第二大臼歯は 17（「イチナナ：one-seven」と発音），下顎左側第三大臼歯は 38（「サンハチ：three-eight」と発音）と表記する．歯式にはほかにユニバーサルシステム（主にアメリカで採用）があり，17 を「ジュウナナ：seventeen」と発音した場合には下顎左側第三大臼歯となるため，読み方には注意が必要となる．

プラークコントロールの確立とは

行うには少なくとも PCR のスコアが 20％程度を維持でき，歯肉の発赤などの炎症がなく，喫煙していないことが望ましいとしている．

　以上より，歯周基本治療からメインテナンスまたは SPT に移行するまでの好ましい PCR のスコアは 20％以下と考えられ，メインテナンスまたは SPT においては 20～30％台以下が許容されるスコアであると考えられる．

CHAPTER 03

PMTC とは

「PMTC（Professional Mechanical Tooth Cleaning）」と「歯面研磨」は異なる概念だが，混同している歯科医療従事者が多い．本章では，両者の違いを明確にするとともに，PMTC の手順について解説する．

1 歯面研磨，PTC，PMTC の違い

1）歯面研磨とは

歯面研磨（polishing of tooth surface）とは，歯面に付着・沈着しているプラークや外来性沈着物，歯石を除去した後に「口腔内に露出した歯の表面をポリッシングブラシやラバーカップなどの器具および研磨材によって滑沢にする操作」である．審美的な概念も含まれるように，あくまでも歯肉縁上の露出面に対する処置である．

フッ化物塗布やホワイトニングの術前処置として，歯肉縁上歯面をプラークフリーにするため多用される．また，SRP の術後処置として，粗造になった露出歯根表面の滑沢化，歯面沈着物の除去を目的として実施されることもある．

2）PTC とは

PTC（Professional Tooth Cleaning）とは，歯科医療従事者（歯科衛生士，歯科医師）によるプラーク除去，SRP，歯面研磨など，PMTC を含めた口腔衛生処置のすべてを含む広い概念である．

3）PMTC とは

（1）PMTC の定義

PMTC（Professional Mechanical Tooth Cleaning）はスウェーデンの Dr. P. Axelsson が提唱した概念で，歯科衛生士の主業務である歯科予防処置（う蝕予防・歯周病予防）の基盤である．Dr. P. Axelsson の定義[2] を以下に示す．

「専門家による機械的歯面清掃（PMTC）とは予防歯科看護婦，歯科衛生士，歯科医師のように特別な訓練を受けた専門家により，器具とフッ化物入りペーストを用いて，すべての歯面の歯肉縁上および縁下 1～3 mm のプラークを選択除去する方法である．PTC には歯石除去や深い歯肉縁下プラークの除去も含まれるが，これは歯科医師か歯科衛生士のみが行い，これは一般的にスケーリングと呼ぶ．スケーリングを含まない専門家による機械的歯面清掃法を PMTC と称する．」

(2) PMTCと歯面研磨の違い

歯面研磨と比較したときのPMTCの特徴を以下に列挙する．

①審美的な概念を含まない
②歯肉縁上だけでなく歯肉縁下1〜3mmのプラークも除去する
③フッ化物含有研磨ペーストを使用する
④元来はハイリスク者を対象とする

ほかに，費用を含めた効率的な予防効果を高めるために，口腔清掃指導を行ってもセルフケアでは除去困難なプラーク，炎症の残る歯肉，初期う蝕病変（根面う蝕を含む）などをターゲットとする点にも留意が必要である．

PMTCは歯面研磨と異なり，歯科医療従事者が各患者のキーリスク部位を見極め，そのリスクに合わせて歯面清掃を選択的に行う処置である．一般的に，患者自身でセルフケアができる部位（前歯歯冠部平滑面など）は低リスクのためPMTCの対象外であるが，患者自身が努力してもセルフケアが困難な部位（臼歯部隣接面など）は高リスクなので対象となる．そのため，処置前に患者のう蝕と歯周病のリスクアセスメントを行う必要がある．

口腔機能回復治療による口腔内変化だけでなく，加齢や疾病に伴い，患者の全身状態やキーリスク部位も経年的に変化するため，リスクアセスメントは必要に応じて行う．PMTCは，患者の生涯を通してSPT・メインテナンスの一環として継続すべき処置である．なお，深い歯周ポケット（>3mm）内のプラークはPMTCの対象ではないため，スケーラーなどを用いて除去する．

2 PMTCの手順

以下が施術の流れであるが，成人対象の一般的な手順であり，患者のリスクに応じて実施する必要があることに注意して応用いただきたい．

①プラークの染色

多くの場合，プラークは下顎臼歯舌側歯間部に多く付着しており，かつ下顎臼歯舌側面は唾液による浸潤が早期に発生するため，染め残しのないように，図1-3-1の順番で染色することが推奨される．その際，患者にキーリスク部位を指摘し，当該部位の口腔清掃指導を行う．

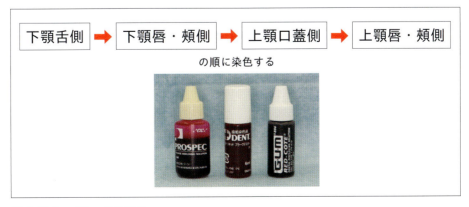

図1-3-1　プラークの染色

I編 基本事項について

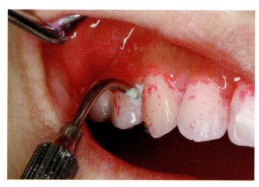

図 1-3-2　フッ化物配合歯磨剤の歯間部への注入

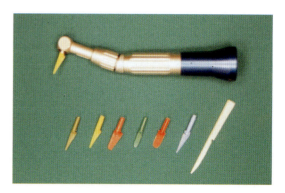

図 1-3-3　歯間隣接面のPMTCに使用する往復運動式のコントラアングルハンドピースと歯間隣接面清掃用チップ（エバシステム）

②フッ化物配合研磨剤の歯間部への注入

　フッ化物配合研磨剤をシリンジに入れて使用すると，歯間乳頭を押し下げながら歯間部に注入しやすい．その際，唾液で研磨剤が流されてしまうので，2～3カ所ずつ注入する（図1-3-2）．口腔底に唾液が溜まる前に，下顎臼歯歯間部から注入を開始するとよい．

③歯間部隣接面のPMTC

　下顎臼歯舌側歯間部（もしくは当該患者のキーリスク部位）から開始することにより，患者自身にリスク部位を印象づけることができる．一般的に右利きの患者は下顎右側臼歯舌側隣接面に，左利きの患者は下顎左側臼歯舌側隣接面に磨き残しが多いので，そこから始めるとよい．

　Dr. P. Axelssonの原法では，往復運動式のコントラアングルハンドピースと歯間隣接面清掃用チップで構成されるエバシステムを使用する（図1-3-3）．チップが1.0～1.5 mmの前後往復運動をすることにより，歯間部プラークを選択的に除去することができる．歯間空隙へのチップ挿入時に10度傾けると，歯肉縁下2～3 mmのプラーク除去が期待できる．現在ではエバシステムを用いることは少なく，歯間空隙の大きさに合わせて，デントテープ（幅の広いデンタルフロス）やラバーチップ（プロフィーポイント®など）を用いた回転運動で清掃するのが一般的である（図1-3-4）．

　染色と同様に，下顎舌側鼓形空隙→下顎唇・頬側鼓形空隙→上顎口蓋側鼓形空隙→上顎唇・頬側鼓形空隙の順番で行う．

④舌側面，唇・頬側面（および咬合面）のPMTC

　歯頸部および隅角部の歯肉縁下（歯肉縁下1～3 mm）まで到達するよう，ラバーカップ（プロフィーカップ®など）を押し広げながら研磨する（図1-3-5）．前述したように，右利きの患者では磨き残しの多い下顎右側臼歯舌側面から始めるとよい．

　必要があれば，咬合面も研磨を行う．特に萌出中の大臼歯において，裂溝のプラークが患者のセルフケアで除去できていない場合は，咬合面う蝕のリスクが高いと判断し，先端の尖ったプロフィーブラシで除去することが推奨される．

　PMTC処置の平均時間は1歯面につき3～7秒とする．RDA値*が小さい研磨剤のほうが歯面を傷つけないだろう，と考える歯科衛生士は多い．しかし，清掃が長時間にわたると発熱するため，短時間で効率的に行ったほうが過熱のリスクは低くなる．部位に適したRDA値の研磨剤を選択す

PMTC とは

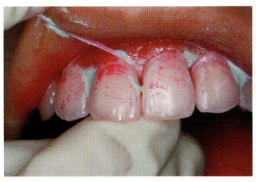
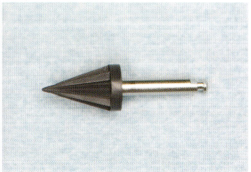

図 1-3-4　歯間隣接面の PMTC に使用するデントテープ（左）とプロフィーポイント®（右）

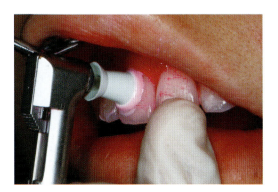

図 1-3-5　ラバーカップを使用した唇・頬側面の PMTC
歯肉縁下までカップの辺縁が広がるように押し広げて使用する

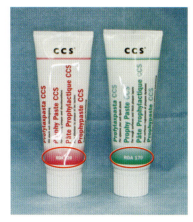

図 1-3-6　RDA120 と RDA170 の研磨剤

ることが重要である（図 1-3-6）．

⑤口腔内の洗浄
スリーウェイシリンジなどを用い，ポケット内に研磨剤が残存しないように十分洗浄する．

⑥（リスクに応じて）フッ化物の注入・塗布
う蝕リスクが高い場合は，フッ化物塗布を行う．SPT・メインテナンスでは，根面う蝕に注意する．

3　おわりに

日本では，PMTC についてすでに多くの書籍が出版されており，一般的な処置になっている．しかし，ラバーカップによる歯肉縁上プラーク除去のみの歯面研磨と混同されたり，歯周ポケットや根分岐部病変が残存している SPT 患者に対して PMTC のみでしか対応していないケースも散見される．

少なくとも日本歯周病学会認定歯科衛生士には，個々の患者の状況に対応した，適切な SPT の継続をお願いしたい．

＊RDA 値：相対的象牙質摩耗値（Relative Dentin Abrasion）のことで，この値が大きいほど研磨性が高い．

Ⅱ編

エキスパートを目指して

CHAPTER **01**

歯周病の新分類を理解する ……… 22

CHAPTER **02**

化学的プラークコントロールと
オーラルセルフメディケーション ……… 28

CHAPTER **03**

歯科衛生士が対応可能な
覚醒時ブラキシズム ……… 36

CHAPTER **04**

禁煙支援の勘所 ……… 42

CHAPTER **05**

インプラントに対する留意点 ……… 50

CHAPTER **06**

配慮が必要な患者への対応 ……… 56

CHAPTER **07**

「動機づけ」を再考する ……… 60

CHAPTER 01

歯周病の新分類を理解する

1 歯周病の新分類の概説

　2017年11月，アメリカ歯周病学会（AAP）とヨーロッパ歯周病連盟（EFP）のワークショップ「The World Workshop on the Classification of Periodontal and Peri-Implant Diseases and Conditions」が開催され，世界中の歯周病学・インプラント学の専門家による議論が行われた．ワークショップの目的は，これまでに蓄積されたエビデンスをまとめ，歯周病を再定義し，1999年の歯周病の分類（旧分類）をアップデートすることであった．策定された歯周病の新分類は，2018年6月にアムステルダムで開催されたEuroPerio 9で発表され，特集号「Classification of Periodontal and Peri-Implant Diseases and Conditions」として，Journal of Periodontology と Journal of Clinical Periodontology の両誌から出版された．その後，2020年10月に翻訳版の『歯周病およびインプラント周囲組織の疾患と状態に関する新分類』が上梓された[1]．最も大きな変更は，これまでは侵襲性歯周炎と慢性歯周炎の2つに分けられていた歯周炎が新分類では1つに集約され，さらにステージとグレードという診断のフレームワークが導入されたことである．

　歯周病の新分類は，①健康な歯周組織と歯肉疾患，②歯周炎の形態，③歯周組織に影響を与えるその他の状態，④インプラント周囲疾患と状態，の4つのカテゴリーで構成され，さまざまな事項がアップデートされた[2]（**表2-1-1**）．本稿では，歯科衛生士にとって重要な「健康な歯周組織」「歯肉炎」「歯周炎」について解説していく．

　なお，日本歯周病学会による歯周病学用語集では，CALは臨床的アタッチメントレベルの略語であるが[10]，本稿では歯周病の新分類の原著論文に準じ，臨床的アタッチメントロスの略語として用いる．

2 「歯肉炎」の新分類

　意外なことに，2018年まで歯肉炎には世界共通の定義がなく，臨床や研究では各々の異なる基準が使用されてきた．その結果，歯肉炎の有病率は6～94%と"ばらつき"のある数値で報告されており，歯肉の炎症を局所的あるいは全体的に捉えるかによっても数値が大きく相違してしまっていた．そのため，歯周病の新分類では，「健康な歯周組織」と「歯肉炎」が改めて定義されるとともに[3]，部位レベル（site level）と一口腔単位の患者レベル（case level）で診断が行われることになった．さらに，付着の喪失を伴わない歯周組織（intact periodontium），付着の喪失を伴う歯周組織（reduced periodontium）のそれぞれで「歯周組織の健康」と「歯肉炎」が定義された．

表 2-1-1　歯周病およびインプラント周囲組織の疾患と状態に関する新分類（文献[2, 11]より引用・改変）

【歯周病およびインプラント周囲組織の疾患と状態に関する新分類】

①健康な歯周組織，歯肉炎と歯肉の状態 Periodontal health, gingival diseases/conditions

1. 健康な歯周組織と歯肉 Periodontal health and gingival health
2. プラーク性歯肉炎 Gingivitis：dental biofilm-induced
3. 非プラーク性歯肉病変 Gingival diseases：non-dental biofilm-induced

②歯周炎 Forms of periodontitis

1. 壊死性歯周疾患 Necrotizing periodontal diseases
2. 全身疾患関連歯周炎 Periodontitis as manifestation of Systemic diseases
3. 歯周炎 Periodontitis

③歯周組織に影響を与えるその他の状態 Periodontal manifestations of systemic diseases and developmental and acquired conditions

1. 歯周組織に影響を与える全身疾患や状態 Systemic diseases and conditions affecting the periodontal supporting tissues
2. 歯周膿瘍と歯周 - 歯内病変 Periodontal Abscesses and Endodontic-Periodontal lesions
3. 歯肉歯槽粘膜の形態異常と同組織の状態 Mucogingival deformities and induced conditions around teeth
4. 咬合性外傷 Traumatic occlusal force
5. 歯と補綴物関連因子 Prostheses and tooth-related factors

④インプラント周囲組織の疾患と状態 Peri-implant diseases and conditions

1. 健康なインプラント周囲組織 Peri-implant health
2. インプラント周囲粘膜炎 Peri-Implant mucositis
3. インプラント周囲炎 Peri-Implantitis
4. インプラント周囲の軟・硬組織の欠損 Peri-implant soft and hard tissue deficiencies

1）部位レベルの診断基準

　部位レベルにおいて「付着の喪失を伴わない歯周組織における健康」とは，プロービング時の出血（BOP），歯肉の発赤，腫脹，患者の自覚症状，付着の喪失，歯槽骨の吸収が認められず，歯槽頂はセメント - エナメル境（CEJ）から 1~3 mm 根尖側にある状態である．「付着の喪失を伴う歯周組織における健康」とは，BOP，歯肉の発赤，腫脹，患者の自覚症状はないが，付着の喪失と歯槽骨の吸収を認める状態と定義されている．「歯肉炎」とは，プラークと宿主の免疫炎症反応との相互作用から生じる炎症性病変で，炎症は歯肉に限局し，他の歯周組織（セメント質，歯根膜，歯槽骨）には波及していない状態であり，プラークコントロールによって可逆的に「歯周組織の健康」に戻るとされている．

2）一口腔単位の患者レベルの診断基準

　一口腔単位の患者レベルでは，歯周組織の状態を 3 つのカテゴリーに分け，「歯周組織の健康」と「歯肉炎」の診断基準を設けている（**表 2-1-2**）．

①付着の喪失を伴わない歯周組織　Intact periodontium：歯槽骨吸収，CAL が認められない歯周組織．

②付着の喪失を伴う歯周組織 — 歯周炎の既往がない患者　Reduced periodontium - Non-periodontitis patient：歯周炎以外が原因の CAL が認められる歯周組織．

23

Ⅱ編　エキスパートを目指して

表2-1-2　患者レベルにおける健康と歯肉炎の定義（文献[3]より引用・改変）

付着の喪失を伴わない歯周組織	健康	歯肉炎
臨床的アタッチメントロス（CAL）	なし	なし
PPD	≦ 3 mm	≦ 3 mm
BOP	< 10%	≧ 10%
エックス線画像上の骨吸収	なし	なし

付着の喪失を伴う歯周組織 （非歯周炎患者）	健康	歯肉炎
臨床的アタッチメントロス（CAL）	あり	あり
PPD	≦ 3 mm	≦ 3 mm
BOP	< 10%	≧ 10%
エックス線画像上の骨吸収	ありえる	ありえる

治療が成功し安定した歯周炎患者	健康	歯周炎の既往がある 患者の歯肉炎
臨床的アタッチメントロス（CAL）	あり	あり
PPD	≦ 4 mm　＊	≦ 3 mm
BOP	< 10%	≧ 10%
エックス線画像上の骨吸収	あり	あり

＊ PPD = 4 mm の部位は BOP がない

③治療が成功し安定した歯周炎患者　Successfully treated stable periodontitis patient：歯槽骨吸収と CAL が認められるが，歯周治療が成功し安定した状態にある歯周組織.

患者レベルでは，すべてのカテゴリーにおいてプロービングポケットデプス（PPD）が 3 mm 以下で，BOP が 10% 以上の場合を「歯肉炎」と診断する．また，PPD が 3 mm 以下かつ BOP が 10% 未満の場合は「歯周組織の健康」と診断されるが，治療が成功し安定した歯周炎患者では，PPD が 4 mm 以下で BOP が 10% 未満の場合を「安定した歯周組織」と定義している（ただし PPD＝4 mm の部位に BOP は認めない）．これは，歯周炎患者における「歯周組織の健康」の定義をすべての PPD が 3 mm 以下としてしまうと，深い歯周ポケットをなくそうとした結果，ときにオーバートリートメントとなってしまうことへの危惧が反映されている．歯肉炎の範囲については，BOP が 30% 以上は広汎型，BOP が 30% 未満は限局型と分類する.

3　「歯周炎」の新分類

歯周炎の新分類での大きな変更点は「慢性歯周炎」と「侵襲性歯周炎」の取り扱いである．1999 年の旧分類では，緩慢に進行する病態を慢性歯周炎，急速な組織破壊を認める病態を侵襲性歯周炎と診断していた[4]．新分類を策定するワークショップでは，細菌や遺伝子などさまざまな項目から慢性歯周炎と侵襲性歯周炎の違いを見出そうとしたが，明確な診断基準となる因子は見出せなかった．結果として，現在のエビデンスからは慢性歯周炎と侵襲性歯周炎は異なる疾患とはいえ

歯周病の新分類を理解する

表 2-1-3　歯周炎のステージ（文献[8] より引用）

歯周炎のステージ		ステージⅠ	ステージⅡ	ステージⅢ	ステージⅣ
重症度	歯間部の最も大きな CAL	1-2 mm	3-4 mm	≧ 5 mm	≧ 5 mm
	エックス線画像上の骨吸収	歯根長1/3 未満（< 15%）	歯根長1/3 未満（15-33%）	歯根長 1/3 を超える	歯根長 1/3 を超える
	歯の喪失	歯周炎による喪失なし		歯周炎により 4 本以内の喪失	歯周炎により 5 本以上の喪失
複雑度	局所	最大プロービングデプス4 mm 以内主に水平性骨吸収	最大プロービングデプス5 mm 以内主に水平性骨吸収	ステージⅡに加えて：プロービングデプス6 mm 以上3 mm 以上の垂直性骨吸収根分岐病変 2-3 度中程度の歯槽堤の欠損	ステージⅢに加えて：複雑な口腔機能回復治療を要する以下の状態咀嚼機能障害二次性咬合性外傷（動揺度 2 度以上）重度の歯槽堤欠損咬合崩壊・歯の移動・フレアアウト歯数 20 本（10 対合歯）未満
範囲と分布	ステージに記述を加える	それぞれのステージにおいて拡がりを，限局型（罹患歯が 30% 未満），広汎型（同 30%以上），または大臼歯 / 切歯パターンかを記載する			

ver. 20220208　　　　　　　　　　　　　　　　　　　　　CAL：クリニカルアタッチメントロス

ないため，「歯周炎」という診断に統合され，ステージとグレードによって病態を分類することとなった[5]（表 2-1-3，4）.

1）歯周炎の診断基準

歯周炎の診断基準は「隣接しない 2 本以上の歯で，2 mm 以上の隣接面の CAL が存在」あるいは「2 本以上の歯で，頬側または舌・口蓋側に 3 mm より大きい PPD を伴う 3 mm 以上の CAL が存在」し，下記の項目に該当しない場合と定義された.

- 外傷由来の歯肉退縮
- 歯肉縁下う蝕
- 第三大臼歯の位置異常や抜歯が原因で第二大臼歯遠心に生じるもの
- 歯内病変による歯周 - 歯内病変
- 垂直性歯根破折

2）歯周炎のステージ分類

ステージは，歯周炎の重症度と治療の複雑度によって 4 つの段階に分類される（表 2-1-3）. ステージⅠは軽度歯周炎，ステージⅡは中等度歯周炎であり，ほとんどの症例は歯周基本治療によって対応が可能である. ステージⅢは治療を行わないと歯を喪失していく可能性がある重度歯周炎であり，骨縁下欠損や根分岐部病変が認められ，歯周外科などの専門的なスキルが要求される場合がある. ステージⅣはすでに多くの歯が失われ，歯列が喪失してしまう可能性がある超重度歯周炎であり，広範囲の補綴治療や矯正治療などの複雑な治療が必要となる.

II 編 エキスパートを目指して

表 2-1-4　歯周炎のグレード（文献[8]より引用）

歯周炎のグレード			グレード A 遅い進行	グレード B 中程度の進行	グレード C 急速な進行
主な基準	進行の直接証拠	骨吸収もしくは CAL の経年変化	5 年以上なし	5 年で 2 mm 未満	5 年で 2 mm 以上
	進行の間接証拠	骨吸収 %/ 年齢	< 0.25	0.25-1.0	> 1.0
		症例の表現型	バイオフィルム蓄積は多いものの，組織破壊は少ない	バイオフィルム蓄積に見合った組織破壊	バイオフィルムの蓄積程度以上に組織破壊；急速な進行 and/or 早期発症を示唆する臨床徴候（例：大臼歯 / 切歯パターン，標準的な原因除去療法に反応しない）
グレードの修飾因子	リスクファクター	喫煙	非喫煙者	喫煙者 1 日 10 本未満	喫煙者 1 日 10 本以上
		糖尿病	血糖値正常 糖尿病の診断なし	HbA1c7.0% 未満の糖尿病患者	HbA1c7.0% 以上の糖尿病患者

ver. 20220208

CAL：クリニカルアタッチメントロス

歯周炎の重症度によるステージ分類の基準となるのは，歯間部の最も大きな CAL，エックス線画像上の骨吸収，歯周炎による歯の喪失数である．日常臨床においては，CAL よりもエックス線画像を使用する機会が多いかと思われるが，エックス線画像のみではステージ I などの初期の歯周炎を見逃してしまう可能性があるため注意が必要である[6, 7]．ステージ II と III の鑑別には「エックス線画像上の骨吸収が歯根長 1/3 を超える」，ステージ III と IV の鑑別には「歯周炎による 5 本以上の歯の喪失」，という項目が使用しやすい．複雑度は該当項目があった場合，症例のステージをより高いレベルに引き上げる可能性がある．たとえば，根分岐部病変 II 度・III 度は，CAL の程度に関わらず，歯周炎のステージを III か IV に引き上げる[5]．

また，歯周炎の罹患範囲として，それぞれのステージにおける拡がりを，限局型（罹患歯が 30% 未満），広汎型（同 30% 以上），または大臼歯 / 切歯パターンかを記載する．

3）歯周炎のグレード分類

グレードは，歯周炎の進行速度，歯周炎の進行リスク，歯周治療に対する反応性，全身状態との関連を表現する指標である．簡易な言葉で表現すると，グレード B を基準として，グレード A は歯周炎が進行しにくく治癒しやすい（治療反応性がある）症例，グレード C は歯周炎が進行しやすく治癒しにくい（治療反応性が不良な）症例といえる（表 2-1-4）．グレードは主な基準と修飾因子によって分類される．

（1）主な基準

主な基準の「進行の直接証拠」では，過去 5 年間の骨吸収あるいは CAL を評価するが，すべて

歯周病の新分類を理解する **01**

の患者で5年前のデータを用いることは現実的ではないため，ほとんどの場合は「進行の間接証拠」を使用する．進行の間接証拠では，骨吸収％÷年齢，表現型によってグレードを分類する．

骨吸収％÷年齢では，最も歯周炎が進行した歯を対象とし，0.25未満であるとグレードA，0.25～1.0であるとグレードB，1.0を超えるとグレードCと分類する．若年者と高齢者では同じ骨吸収量だったとしても意味合いが異なるため，歯周炎の進行速度と進行リスクを評価する重要な指標である．表現型は，プラークの量と歯周組織破壊の程度との関係によって決定されるが，明確な基準値が存在しないため，評価者の臨床感覚による判断が大きい項目である．

(2) 修飾因子（リスクファクター）

喫煙と糖尿病は歯周炎のリスクファクターであり，これらの項目が反映されることで，多因子疾患である歯周炎の病態を表すことができる．ただし，リスクファクターの有無によってグレードが決定されるわけではないので，総合的な判断が必要となることに注意する．たとえば，数カ所にPPD＝4mmが認められる70歳の歯周炎患者が，1日10本喫煙するからといって，必ずしも歯周炎の進行速度が早いとは限らない．

4 日本歯周病学会の新分類に対する対応

日本歯周病学会では，これまで長年蓄積されてきた臨床および研究のデータを活用することを考慮し，暫間的な対応として，これまでの分類に新分類を併記して用いることとしている[8, 9]．すなわち，まず「限局型か広汎型か」，次に従来の分類法である「慢性歯周炎か侵襲性歯周炎か」を記し，その次にステージ，最後にグレードを記載する．

例) *広汎型　慢性歯周炎　ステージIII　グレードB*

限局型　侵襲性歯周炎　ステージIV　グレードC

学会発表や日本歯周病学会認定衛生士の申請の際には，日本歯周病学会のガイドラインに準じて診断を行うことが推奨されている[9]．

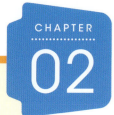

CHAPTER 02 化学的プラークコントロールとオーラルセルフメディケーション

1 はじめに

　歯周病は歯面や粘膜に粘着した細菌により引き起こされるバイオフィルム感染症であることから，バイオフィルムを破壊・除去する機械的プラークコントロールとともに，薬剤を用いた化学的プラークコントロールも重要となる．しかし，わが国ではこれまで化学的プラークコントロールは積極的に行われてこなかった．これは化学的なプラークコントロールを推奨することで，最も重要な機械的プラークコントロールがおろそかになることを危惧したからであろう．

　ところが，2022年の令和4年歯科疾患実態調査[1]の歯ブラシ実施状態を見てみると，1日1回歯を磨く人は18.2％，1日2回磨く人は50.8％，1日3回磨く人は28.4％と，1日2回以上の歯磨きをする人が年々増加傾向にあり（図2-2-1），歯ブラシ習慣が社会的に定着してきたことがうかがえる．一方，歯周ポケット（4mm以上）を有する者の割合は減少しておらず，さらにう歯を持つ者の割合は，特に高齢者では年々増加している（図2-2-2, 3）．したがって，今後は歯ブラシだけに頼るのではなく，歯周病やう蝕の予防のために積極的なホームケアにおける化学的プラークコントロール，すなわちオーラルセルフメディケーションの普及に取り組むことが重要になる．

　化学的プラークコントロールには歯磨剤，洗口液，抗菌薬など種々のものが含まれるが，本章では化学的プラークコントロールとして，特に洗口液を併用することによって治療効果がどのように向上するかについて解説する．さらに，高齢者の残存歯数の増加に伴う根面う蝕への対応や，口腔内細菌の増加に伴う誤嚥性肺炎への対応についても述べる．

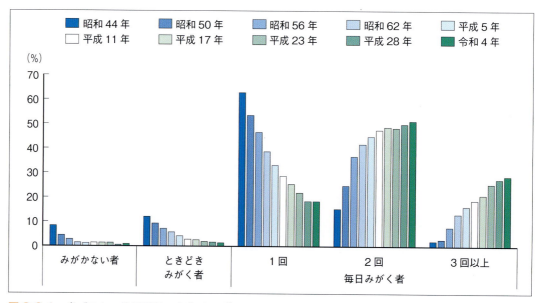

図2-2-1　歯ブラシの使用状況の変化（文献[1]より引用）

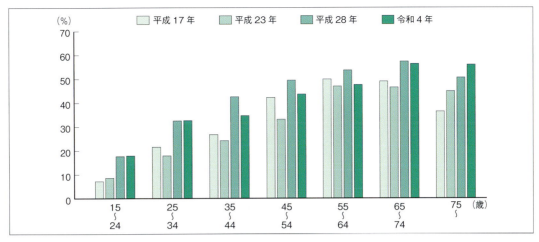

図 2-2-2　歯周ポケット（4 mm 以上）を有する者の割合の年次推移（年齢階級別）（文献[1]より引用）

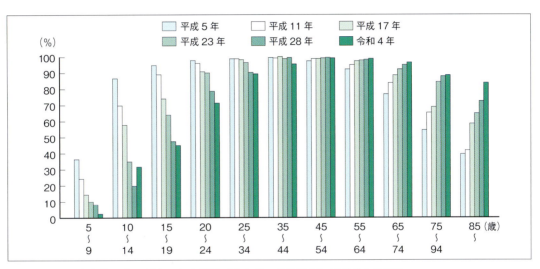

図 2-2-3　う歯を持つ者の割合の年次推移（永久歯：5 歳以上）（文献[1]より引用）

2　オーラルセルフメディケーションの考え方

　WHO では「自分自身の健康に責任を持ち，軽度な身体の不調は自分で手当てすること」をセルフメディケーションと定義し，自己管理による積極的な OTC 医薬品の使用を推奨している．最近ではこれに医薬部外品を加えた広義のセルフメディケーションが提唱されており（図 2-2-4），特に口腔ケアとしての洗口液の使用などを推奨するオーラルセルフメディケーションが叫ばれるようになってきた．これは，口腔の健康が全身の健康に大きく寄与することが認められてきたことによる．

1）洗口液の普及状態

　洗口液の普及割合はアメリカの 63％に対しわが国では 33％であり，先進諸国と比較して普及率は低い[18]．予防の基本である「セルフケア」を向上させるためには，患者へのオーラルセルフメディケーションの啓発が重要であり，これは歯科衛生士の責務となっていくと考えられる．そのためにも，洗口液の成分やその特性・効果，そしてその使用法について十分に理解しておくことが必要となる．

II編 エキスパートを目指して

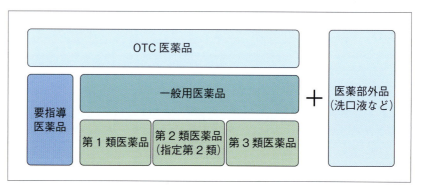

図 2-2-4　新たなセルフメディケーションの考え方
従来のOTC医薬品（要指導医薬品，一般用医薬品）に加えて，洗口液などを含む医薬部外品もその対象に含む，とするものである．

3 洗口液による化学的プラークコントロール

　洗口液は歯肉縁上プラーク構成細菌の殺菌，プラークの再付着を防止する効果があることが認められている[2]．一方で，洗口ではポケット内0.5 mm程度にしか薬剤は作用しないことから，歯肉縁下プラークに関しては大きな効果が望めないことが知られている[3]．しかし，歯肉縁上プラークにより歯肉に炎症が生じて腫脹すると，深い嫌気的な歯周ポケットが形成され，歯周病原細菌が増殖しやすい環境が作り上げられるため，歯肉縁上プラークのコントロールは歯肉縁下プラークの形成抑制に作用し，歯周病の発症・進行に関わる[4]．

1）洗口液の種類と特性

　洗口液はその殺菌成分の性質により，大きく2つに分類される．1つは陽イオン型であり，もう1つは非イオン型である．それぞれの特性によってその使用法が変わる（図 2-2-5）．

（1）陽イオン型殺菌薬（歯面やバイオフィルム表面に付着して作用する薬剤）

　強いイオン性を有し，水溶液中で陽イオンを生じる薬品で，表面が負に帯電しているバイオフィルムや細菌，さらに歯面や粘膜面に付着することで殺菌作用を発揮する．特に浮遊細菌の殺菌性に優れ，また歯面などに吸着することでプラークの再形成を抑制する効果が期待される．

①グルコン酸クロルヘキシジン（CHG：chlorhexidine gluconate）

　細菌の細胞壁に結合し，細胞膜を障害することで抗菌作用を発揮する．グラム陽性菌や陰性菌を含め，広い抗菌性を有する[5]．また，歯面に吸着してプラークの再付着を抑制することが知られており[6]，海外では0.12〜0.2％濃度が洗口液として使用され，有効性が報告されている[7,8]．わが国ではアナフィラキシーショック例が報告されたことから[9]，洗口液として用いる場合，グルコン酸クロルヘキシジンは原液濃度で0.05％までに規制されている．実際にはこれを希釈して使用するため，0.01％程度の濃度で使用されることが多い．副作用として，アナフィラキシーショック，歯の着色，味覚異常や歯石形成などの報告がある．

②セチルピリジニウム塩化物（CPC：cetylpyridinium chloride）

　溶液中で陽イオンとなる界面活性作用による洗浄効果と，細菌の細胞膜を変性させることによる殺菌性を有する．グルコン酸クロルヘキシジンと同様に歯面に吸着してプラークの再形成を抑制し，

化学的プラークコントロールとオーラルセルフメディケーション

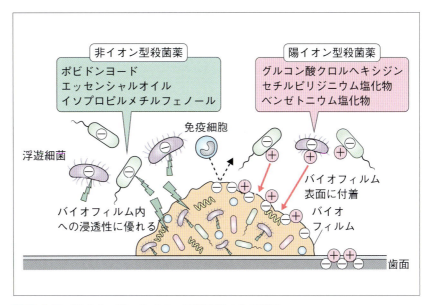

図 2-2-5　陽イオン型，非イオン型殺菌薬の作用機序

歯肉炎の予防に効果があることが報告されている[10]．副作用として，過敏症，刺激感が報告されている．

③ベンゼトニウム塩化物 (BTC：benzethonium chloride)

陽イオン界面活性剤として作用し洗浄効果を有する．口腔細菌に作用してプラーク形成抑制や歯肉炎の抑制作用を示すだけでなく，一般細菌や，カンジダなどの酵母様真菌にも有効である[11]．本薬に対する粘膜の耐容性は比較的よく，0.004％液が口腔（うがい），0.01～0.02％液が口腔の創傷部位に適用される．副作用として，過敏症や刺激感が報告されている．

(2) 非イオン型殺菌薬（バイオフィルム深部へ浸透して作用する薬剤）

非イオン性を示す薬剤で，歯面やバイオフィルム表面への吸着は弱いが，バイオフィルム内に浸透して短時間に殺菌性を示す．

①ポビドンヨード (PI：povidone iodine)

ポビドンヨードは，遊離ヨウ素の酸化作用により細菌のタンパク質合成を阻害することで，口腔細菌全般に対し強い殺菌作用を示す[12]．洗口には0.5％ポビドンヨード溶液を希釈して約0.1％で用いる．ハロゲン系殺菌薬である本剤は金属に対して腐食作用を有する[13]ことから，インプラントあるいは金属製補綴装置を多く有する患者での使用には注意が必要である．副作用として，ヨードに対するアレルギーの患者にはアナフィラキシーショックを生じる危険性がある．その他，発疹，口腔粘膜びらん，口中のあれなどが報告されている．

②エッセンシャルオイル (EO：essential oil)

エッセンシャルオイルは，植物に含まれる揮発性の芳香物質を含む有機化合物である．フェノール化合物を主体とする複数の天然由来成分（メントール，サリチル酸メチル，チモール，ユーカリプトールなど）を含有しており，殺菌作用のほかに抗炎症作用も有する．エッセンシャルオイルを主成分とした洗口液にはリステリン®，アセス®メディクリーンなどがあり，バイオフィルム内浸透速度を調べた研究ではグルコン酸クロルヘキシジンよりも4.89倍速かったことが報告されている[14]．副作用として，特にアルコール含有の製品ではドライマウス，味覚障害などがあげられる．

II編 エキスパートを目指して

表 2-2-1 各種洗口液のプラーク，歯肉炎抑制率 (文献15) より引用)

洗口液	プラーク抑制率（%）	歯肉炎抑制率（%）	観察期間
クロルヘキシジン（CHX） 0.1 ～ 0.2%	21.6 ～ 61.0	18.2 ～ 39.0	6カ月
セチルピリジニウム塩化物（CPC） 0.05 ～ 0.10%	15.8 ～ 28.2	15.0 ～ 24.0	
エッセンシャルオイル	18.8 ～ 36.1	14.0 ～ 35.9	

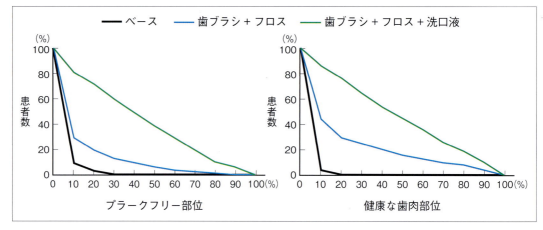

図 2-2-6 洗口液によるプラーク沈着，歯肉炎に与える影響 (文献19) より引用・改変)

③イソプロピルメチルフェノール (IPMP：isopropyl methyl phenol)

植物由来の揮発油成分であるチモールの異性体である．広範囲の菌に対する殺菌作用，抗菌作用，高い抗酸化作用を示し，バイオフィルムへの浸透性に優れる．低臭・低味性・低刺激であり，高い安定性・高い安全性をもつ成分である．副作用として接触性皮膚炎を生じることが報告されている．

2）化学的プラークコントロールの効果

洗口液のプラークコントロール効果は，口腔内細菌に対する幅広い殺菌作用に基づいている．これらの洗口液によるプラーク付着抑制率および歯肉炎抑制率を調べた研究を一覧にすると，すべての洗口液の使用においてプラーク付着および歯肉炎の抑制効果が示されている[15]（**表 2-2-1**）．

また，歯ブラシと歯間清掃用具のほかに，洗口液を追加使用した場合の効果について報告がある．これによると，歯ブラシと歯間清掃用具に加えて洗口液を6カ月間使用した場合，有意にプラークフリー部位，健康歯肉部位が増加することが示されている[16]（**図 2-2-6**）．さらに，歯ブラシのみの場合と陽イオン型洗口液あるいは非イオン型洗口液を併用した場合について検討した研究では，洗口液を併用した群において有意にプラーク指数ならびに歯肉炎指数が減少したが，洗口液の違いには有意差が認められなかったことが報告されている[17]．

したがって，歯ブラシや歯間清掃用具の使用に加えて洗口液を併用することで，2割程度プラークコントロール効果が上昇すると考えられる．

化学的プラークコントロールと オーラルセルフメディケーション

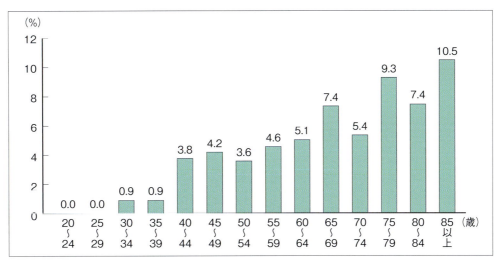

図 2-2-7 根面う蝕の年齢階層別割合（文献[19]より引用）

表 2-2-2 フッ化物洗口法の洗口頻度とフッ化ナトリウム濃度

洗口回数	フッ化物イオン濃度	フッ化ナトリウム濃度（1 mL あたりの量）	1回の洗口液量	1回の洗口時間
毎日1回	250 ppm	0.055%（0.55 mg）	5 mL	30秒～1分間
	450 ppm	0.1%（1 mg）	5～10 mL	1分間
週1回	900 ppm	0.2%（2 mg）		

4 根面う蝕への対応

　現在，高齢者の残存歯数が増加するだけでなく，歯周病や根面う蝕の罹患歯が増加している（図2-2-7）．その原因として，多剤服用や唾液腺の機能低下による唾液分泌量の減少に伴う口腔乾燥，高齢による歯ブラシの不適正な使用，部分床義歯の使用などがあげられる．

　根面う蝕の予防には，根面のプラークコントロールと歯質強化が重要となる．根面のプラークコントロールでは，これまで述べてきた歯ブラシなどによる機械的プラークコントロール，洗口液などを応用した化学的プラークコントロールを効果的に行う．歯質強化については根面へのフッ化物応用が求められる．歯磨剤に関しては現在，1,450 ppmF のフッ化物配合歯磨剤が広く販売されている．フッ化物含有洗口液には第3類医薬品（OTC 医薬品）と医療用医薬品とがあり，OTC 医薬品の濃度は 225 ppmF（0.05%）である．「ミラノール」「オラブリス」などは医療用医薬品（劇薬）となるため，歯科医師の処方・指示がないと販売できない．使用濃度は 250, 450 あるいは 900 ppmF となる（表 2-2-2）．小児の場合，誤飲に対する注意が必要である．

Ⅱ編 エキスパートを目指して

5 口腔粘膜の細菌コントロール

　高齢化が進むことで，口腔内の不潔が原因となる誤嚥性肺炎を発症することが多くなってきた．これまで歯科では歯面に付着した細菌塊であるプラークのコントロールに主眼を置いてきたが，今後は舌，口腔粘膜および扁桃などの口腔粘膜上に生息する細菌のコントロールも求められるようになってくる．

　社会的にも口腔の細菌コントロールが注目され，口腔バイオフィルム感染症という新たな病名が作られ，その指標として口腔細菌定量検査が保険収載された．粘膜におけるプラークコントロールに関しても，舌ブラシやスポンジブラシなどによる機械的な清掃が重要であり，さらに洗口液を併用することで口腔内の細菌数が大きく減少することが知られている[21]．これにより，高齢者の誤嚥性肺炎の危険性を低減することができる．

6 洗口液使用のクリニカルクエスチョン (CQ)

CQ.1 洗口液の使用はどのようにすれば効果的ですか？

　5〜10 mL の洗口液で約 20〜30 秒間洗口（ブクブクうがい）する．洗口は，飲み込まないよう下を向いた姿勢で行い，口腔内にまんべんなく洗口液がゆきわたるように行う．長くうがいができない場合には洗口を何回か繰り返す．洗口後 30 分間は，うがいや飲食物をとらないようにする．

CQ.2 陽イオン型の洗口液は，どのようなタイミングで使うのが一番効果的でしょうか？

　ブラッシングや SRP あるいは PMTC 後にできるだけ早く使用することで，これらの薬剤が歯面に付着し，プラークの付着を抑制する効果が引き出せる．

CQ.3 歯ブラシ後すぐにうがいを行ってもよいですか？

　歯磨剤に含まれる発泡剤（ラウリル硫酸ナトリウムなど）や研磨材は負に荷電しているため，プラスに荷電している陽イオン型洗口液の効果を不活性化し効果を減弱させる．この場合にはブラッシング後に水によるうがいを行い，歯磨剤を取り除いたうえで洗口液を使用するか，歯磨き後 30 分くらい経過してから洗口するのが望ましい．

化学的プラークコントロールとオーラルセルフメディケーション 02

CQ.4 非イオン型の洗口液は，どのようなタイミングで使うのが一番効果的でしょうか？

歯面に形成されはじめたマイクロバイオフィルム内に浸透し殺菌効果を得るため，ブラッシングとブラッシングの間に洗口することで薬剤がマイクロバイオフィルム内に浸透し，プラークの形成を抑えることができる．非イオン型では歯磨剤による効果の抑制は生じない．

CQ.5 う蝕予防としてフッ化物配合歯磨剤を用いている場合，洗口液をどのように使用すればよいでしょうか．

フッ化物配合歯磨剤を使用した後はフッ素の歯面への定着のため，30分ほど時間を空けてから洗口液を使用する．あるいは，歯質強化に主眼を置く場合にはフッ化物含有の洗口液を使用する．

CQ.6 そもそも，洗口液は絶対に使用すべきものでしょうか？

洗口液は絶対に使用しなければならないものではない．しかし，ブラッシングではすべての細菌，プラークを除去することは不可能であり，細菌，プラークが残存しているとそこから細菌の増殖が生じ，早期にプラークの形成を生じる．その意味でも，歯ブラシ後には洗口を行い，できるだけ細菌を除去することが良好な口腔環境を得るうえで必要と考えられる．ブラッシングと洗口液はセットで考えるべきである．

7 おわりに

これからのプラークコントロールは機械的方法と化学的方法とを組み合わせることで，歯や歯周ポケットだけでなく，口腔全体の細菌を効率よくコントロールすることが重要となる．そして，これにはオーラルセルフメディケーションとして洗口液の併用が欠かせない．口腔を通じて国民の健康に寄与する立場にある歯科衛生士は，プロフェッショナルケアのみならず，オーラルセルフメディケーションの立場からも患者のオーラルセルフケアの充実に向けた支援を行うことが求められている．

CHAPTER 03 歯科衛生士が対応可能な覚醒時ブラキシズム

1 覚醒時ブラキシズムとは ─ TCHという概念

1) 覚醒時ブラキシズム ≠ クレンチング

　ブラキシズムは「過剰な咀嚼筋活動」と定義されており，睡眠中だけでなく覚醒中にも生じる[1]．一般的に覚醒時ブラキシズムはクレンチング（くいしばり）と表現されることが多い．

　患者に「限界の力で咬んだ時を100％とすると，"くいしばり"という言葉でイメージされる力の大きさは何％ですか？」と質問した結果，70～80％の力をイメージしていることが報告されている[2]．このような大きな咬合力が日常生活で頻繁に生じることは考えにくい．

　実際，患者に「あなたのイメージでくいしばってみてください」と指示し，それを続けることができるかと質問すると，「続けるのは無理です．疲れます」という返事が返ってくる．しかし，「今の半分の力で咬んでみてください，さらに半分の力で咬んでみてください」と指示すると，「これなら続けられます」という返事が返ってくる．つまり，クレンチング（くいしばり）だけに注目していると，ブラキシズムという概念に含まれる「クレンチングよりも弱い力で咬んでいる状態」を見逃してしまうことになる．

2) 上下歯列接触癖（TCH）

　弱い力であっても上下の歯が当たっている状態は，「歯の接触（tooth contact）」と表現することができる．この歯の接触が持続し（tooth contacting），それが長時間化および習慣化した状態を上下歯列接触癖（Tooth Contacting Habit：TCH）と呼んでいる（図2-3-1）．最大咬合力で

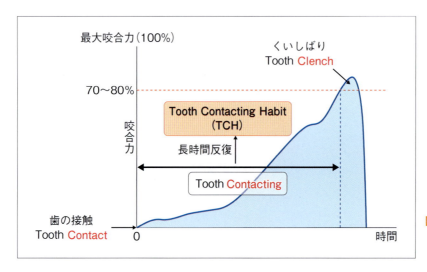

図2-3-1　咬合力と歯列接触時間の関係からみたブラキシズム

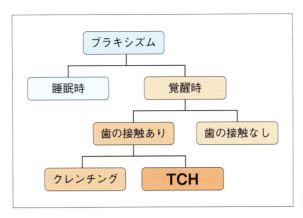

図 2-3-2　覚醒時ブラキシズムの種類

の筋活動量を100％とした場合，40％の筋活動量では平均1.4分間咬み続けることが可能であるのに対して，7.5％の筋活動量では平均157.2分も咬み続けることが可能であったと報告されている[3]．つまり，弱い力ほど長時間咬み続けることが可能である．したがって，覚醒時ブラキシズムを考える場合，大きな力のイメージがあるクレンチング（くいしばり）だけではなく，弱い力で持続性のあるTCHの存在も念頭に入れておく必要がある（図 2-3-2）．

TCHを言葉で表現すると「上下の歯を持続的に当て続ける習慣的行動」と定義することができ，上下の歯の接触自体ではなく，その接触が持続している行動であると理解することが大切である．これは後述するTCHへの対応の際の重要なポイントになってくる．

2　覚醒時ブラキシズムと歯周病

歯周病の発症には歯周病原細菌による感染が必須であるが，その増悪や治癒を阻害する要因として，以前からブラキシズムの関与が指摘されてきた．特に睡眠時ブラキシズムが注目され，これへの対応として口腔内装置（ナイトガード）の装着や咬合調整が行われてきた．しかし，睡眠時ブラキシズムの関与を疑って口腔内装置を使用したり，個々の歯への負担を軽減することを目的として咬合調整を行ってみても，思うように歯周病がコントロールできないこともある．

歯周病と診断された患者に対する質問票調査では，睡眠時ブラキシズムの可能性がある者は6.0％であったのに対し，TCHの可能性がある者は44.0％であったと報告されている[4]．また，歯周病の重症度と咬筋の総活動時間を測定した研究では，睡眠時より覚醒時のほうが咬筋の総活動時間が全体的に長く，中等度以上の歯周病患者では，軽度歯周病または健常者よりもその傾向がより大きいことも示されている[5]．さらに，歯周病に影響する要因として非機能的な咬筋活動レベルと合わせて，喫煙や糖尿病など他の要因も含めた多変量解析研究では，覚醒中の非機能的な咬筋活動が過剰になると，進行性の歯周病をもつリスクが4.9倍になることが示されている[6]．

これらのことから，歯周病に対するブラキシズムの影響を考える際は，睡眠時ブラキシズムだけでは不十分であり，覚醒時ブラキシズムの存在，特にTCHにも注目し，その対応を考えておく必要があるといえる．

II編 エキスパートを目指して

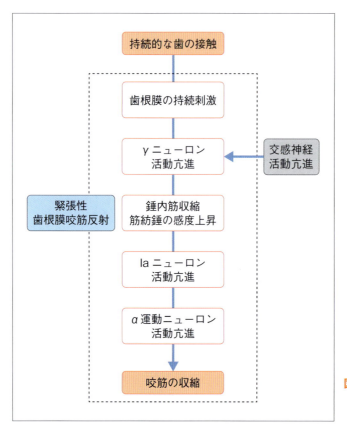

図 2-3-3 緊張性歯根膜咬筋反射と交感神経活動亢進による咬筋の反射性収縮

3 覚醒時ブラキシズムの発生とリスクファクター

　TCHのような覚醒時ブラキシズムの発生要因について，十分にコンセンサスが得られている確立した機序が明らかになっているわけではない．ここでは可能性があると考えられる生理学的機序とリスクファクターについて解説する．

1) 覚醒時ブラキシズム発生の生理学的機序

(1) 緊張性歯根膜咬筋反射

　歯根膜に弱い持続的な刺激が加わることにより，咬筋の活動が亢進する反射があり，"緊張性歯根膜咬筋反射"と呼ばれている[7]．歯根膜に弱くて持続的な力が加わると，咬筋組織内の筋紡錘（周りの筋の伸張を感知するセンサー）の感度を調節するγ運動ニューロンの活動が亢進して，筋紡錘が収縮する．すると相対的に周囲の咬筋線維が伸展したと感知され，α運動ニューロンの活動が亢進し咬筋が収縮する（図 2-3-3）．

(2) 交感神経活動亢進による咬筋反射

　自律神経の一つである交感神経の活動亢進が，γ運動ニューロンの活動亢進を引き起こす．それにより咬筋組織内の筋紡錘が収縮するため，相対的に周囲の咬筋線維が伸展したと認識され，その咬筋を収縮させようと運動ニューロンの活動が亢進する．その結果，咬筋の反射性収縮が引き起こされる[8]（図 2-3-3）．

歯科衛生士が対応可能な
覚醒時ブラキシズム

2）覚醒時ブラキシズム（TCH）のリスクファクター

（1）姿勢や環境

　緊張性歯根膜咬筋反射が生じるには，歯に持続的な力が加わること，つまり上下の歯が接触し続ける状況が必要である．特に，うつむくような姿勢（頭部前傾姿勢）では上下の歯（前歯部）が当たりやすくなる．

　うつむく姿勢を取りやすい状況としては，読書中，ノートパソコンやスマートフォンの使用中，食器洗い中，手先を使った作業中などが考えられる．

（2）心理社会的要因

　心理的負荷のない自由な行動をとっているときに比べて，一定の集中を要する作業を行わせたときのほうが，咬筋の活動頻度が増加するといわれている[9]．また，インターネットやネットワークの普及により情報機器の使用頻度が増えているが，そのような情報機器を用いた長時間作業は，メンタルヘルスにも悪影響を及ぼすといわれている[10]．

　さらに，近年はストレス社会といわれており，令和5年に出された厚生労働省の労働安全衛生調査[11]では，仕事や職業生活に関することで，「強い不安，悩み，ストレスとなっていると感じる事柄がある」割合が82.7％であったと報告されており，多くの労働者がストレスに暴露されているといえる．実際に覚醒時ブラキシズムは心理社会的要因や精神病理学的症状，不安感と関連があるという報告もある[12, 13]．緊張状態やストレスの持続は交感神経の亢進を引き起こす可能性があり，これによって咬筋の反射性収縮が引き起こされることが予想される．

（3）不安定な義歯

　臼歯部支持域がすべて失われている状態では，覚醒時の咬筋の筋活動回数が増加する可能性があるという報告がある[14]．このような咬合状態の患者に部分床義歯を装着した場合，十分な維持安定を得ることが困難な場合が多い．そのため，患者自身が無意識のうちに義歯を咬み合わせることによって安定させる習慣がついてしまうことが考えらえる．これは，総義歯についても当てはまることである．

＊　　　＊　　　＊

　以上のさまざまな要因により，上下の歯の接触状態が維持されたり，環境要因により緊張やストレスが増加したりすることによって，緊張性歯根膜咬筋反射や交感神経活動亢進による咬筋反射が生じると，咬筋は収縮し続け，上下の歯の接触状態はさらに維持される．この上下歯の接触維持が，さらなる咬筋反射を引き起こし悪循環に陥ることが考えられる（図2-3-4）．

4　TCHのコントロール

　TCHやクレンチングがある患者に，「歯を咬まないように気をつけて」「意識して歯を離して」と指導すると失敗することが多い．TCHが上下歯の接触が持続する状態であることを考えると，TCHのコントロールとは「その維持を断ち切ること」だといえる．そのための方策としては，行動変容を用いた対応が適切である．以下に，行動変容法を用いたTCHコントロールの手順を示す

II編 エキスパートを目指して

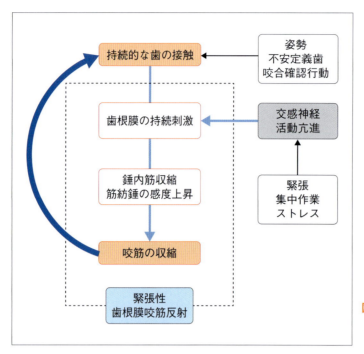

図 2-3-4 緊張性歯根膜咬筋反射と交感神経活動亢進による咬筋収縮の悪循環

（図 2-3-5）．

1）ステップ1：動機づけ

1日のうちで咀嚼中や空嚥下時，あるいは生理的範囲内での上下歯の接触時間は，20分に満たないことを説明する．

次に，"くいしばり"まで達しないような軽い歯の接触であっても咀嚼筋の活動が増加することを実体験してもらう．これについては，咬筋部（または側頭筋部）を軽く指で押してもらい，軽い歯の接触であっても筋が収縮することを実感してもらうと効果的である．そして，この状態が持続することによって，歯周病を悪化させる可能性があることを説明する．このとき，顎関節や咀嚼筋，歯根膜，歯髄，あるいは顎堤粘膜などへの負担になることも説明しておくとよい．

2）ステップ2：意識化訓練

普段は気づくことができない歯の接触を確認するために，リマインダー（合図）を用いる．リマインダーとしては，付箋のようなメモやシール，人形，赤信号などの視覚的なものや，キッチンタイマーやスマートフォンのタイマー機能などの音・振動の刺激を利用する．

メモやシールが目に止まったときや，タイマーからの音が聞こえたときに，上下の歯が当たっていないかどうかを確認する．この時に重要なのは，力の大きさは完全に無視して，上下の歯が接触しているか否かだけを基準にすることである．リマインダーを用いた歯の接触頻度の測定は生活のサイクルを考慮して1週間程度行ってもらい，1週間経過したところで，どのくらいの頻度で歯の接触が生じていたのかを振り返ってもらう．リマインダーからの合図の回数に対して3～4割以上になった場合は，生理的範囲を超えた接触頻度と判断する．

歯科衛生士が対応可能な覚醒時ブラキシズム

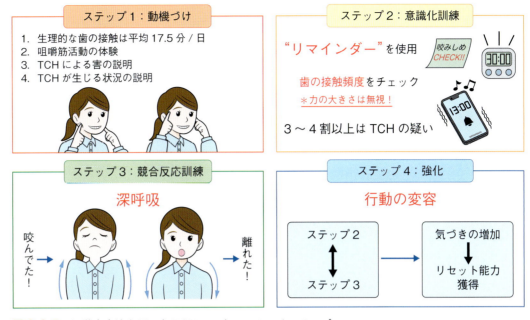

図 2-3-5　行動変容法を用いた TCH コントロールの 4 ステップ

3）ステップ 3：競合反応訓練

　ステップ 2 で，非機能的な歯の接触頻度が多かった場合は，次の競合反応訓練を行わせる．

　リマインダーからの合図で上下の歯の接触を自覚した直後に「深呼吸」を行う．深呼吸の際には両肩を持ち上げながら鼻から大きく息を吸いこみ，脱力して肩を落とした勢いで口から息を吐き出す．こうすると，上半身の力が抜けたと同時に自然と上下の歯が離れる感覚が体験できる．

4）ステップ 4：強化

　ステップ 2 および 3 を繰り返す．それによりリマインダーからの合図がなくても，上下の歯が当たっている状態に気づくようになる．つまり，歯が当たっている状態に自分から気づけるという，新しい行動パターンが獲得される．

CHAPTER 04 禁煙支援の勘所

1 喫煙を取り巻く現状

わが国の成人喫煙率は徐々に減少しており，2001年に男性48.4%，女性14.0%であったのが，2023年には男性25.6%，女性6.9%となり，ほぼ半減している[1]．しかし，2013年以降は加熱式タバコ（Heated Tobacco Products：HTP）が普及し始め[2]，2019年のHTP喫煙率は11.3%と増加してきている[3]．また，紙巻きタバコに対するHTPの比率[1]は男性38.5%，女性42.3%と増え続け，従来からの紙巻きタバコとの併用や複数のHTPを併用する「多重喫煙者」も現れ[4,5]，さらに未成年にもHTPが広がりつつある[6]．加えて，HTP以外にも電子タバコ，無煙タバコおよび水タバコが流通しているが，その実態は把握されていない[7]．

2 喫煙による影響

1）歯周組織への影響

喫煙直後，ニコチンの血管収縮作用により歯肉上皮下毛細血管網の血流量の減少，ヘモグロビン量および酸素飽和度の低下が生じる．一方，歯周ポケット上皮側では，血流量や歯肉溝滲出液量が増加する．しかし，長期間の喫煙により，炎症歯肉からの出血や歯肉溝滲出液量が減少する．そのため，臨床的には歯周ポケットが深く進行した歯周炎であっても，プロービング時の歯肉出血（BOP）が少なく，歯肉のメラニン色素沈着もあり，肉眼では歯肉の炎症をとらえることが困難になってしまう（表2-4-1）[8-11]．

喫煙する歯周病患者において歯肉出血が少ないことは，疾患の発症や進行の自覚を遅らせることにもなる．さらに，ニコチンは線維芽細胞の増殖抑制，付着障害，コラーゲン産生能の低下といった作用があることから，喫煙者では線維性の深い歯周ポケットが形成される（表2-4-2）[8-11]．

2）免疫系への影響

喫煙による歯周組織の破壊に関しては，上記の微小循環系のほかに免疫機能に与える影響があげられている（図2-4-1）．感染防御を担う正常な宿主応答を抑制してしまう場合と，逆に過剰な宿主防御反応を惹起して，結果的に歯周組織を破壊するという両面がある．

（1）好中球への影響

自然免疫を担う好中球（多形核白血球，Polymorphonuclear Leukocyte：PMN）への喫煙の影響に関して，多くの研究がなされている．能動喫煙，受動喫煙のいずれにおいても，末梢血中の

表 2-4-1 喫煙の歯周組織への影響

歯周病態	喫煙の影響
歯肉炎	歯肉炎症やプロービング時の歯肉出血の低下
歯周炎	歯周炎の頻度や重症度，罹患率の増加
	歯周パラメータ（プロービングデプス，アタッチメントレベル，歯槽骨吸収）の増加
	根分岐部病変の罹患率の増加
	プロービング時の歯肉出血の低下
	重度な歯周炎の罹患率の増加
	歯の喪失

表 2-4-2 喫煙者特有の歯周病所見

・歯肉辺縁部の線維性の肥厚
・重症度と比較して，歯肉の発赤，腫脹，浮腫が軽度
・プラーク，歯石の沈着量と病態が不一致
・同年代の非喫煙者の歯周炎と比較して病態が重度
・歯肉のメラニン色素沈着
・歯面の着色

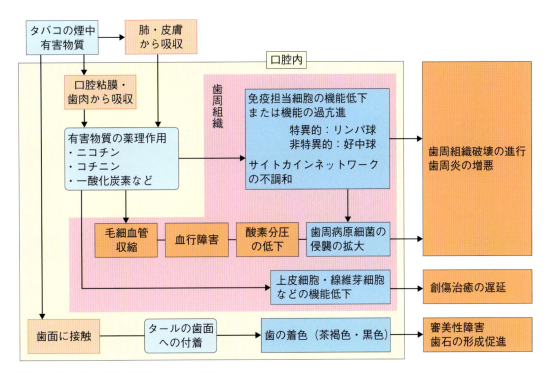

図 2-4-1 喫煙が歯周組織に与える影響

好中球数の増加，遊走能（走化性）の亢進，組織局所への炎症細胞の過剰集積などが報告されている．また，ニコチンやコチニン（ニコチンの代謝産物）により，病原微生物の認識・貪食において重要な働きをする PMN 細胞表面レセプターが減少する可能性も指摘されている．したがって，喫煙時に吸収されたニコチンやコチニンは PMN の食作用を阻害し，自然免疫を抑制すると考えられる[8-11]．

(2) Bリンパ球への影響

Bリンパ球は高次な免疫系（獲得免疫）で働き，生体へ侵入した歯周病原細菌などの抗原に対する抗体産生の役割を担っている．重度の喫煙者では，マクロファージや樹状細胞から抗原提示を受け活性化する $CD4^+$ 細胞（ナイーブT細胞）の減少，形質細胞〔Th2（ヘルパーT細胞2）を介

Ⅱ編　エキスパートを目指して

した CD4[+] 細胞からの情報により，B リンパ球から成熟した細胞] の抗体産生能力の低下を示唆する報告がある[8-11]．さらに，喫煙者では，炎症性サイトカインの一つである腫瘍壊死因子（Tumor Necrosis Factor-α：TNF-α）が歯肉溝滲出液中で亢進していること，ニコチンによるマクロファージからのインターロイキン 1（IL-1）やプロスタグランジン E$_2$（Prostaglandin E$_2$：PGE$_2$）の産生を亢進していることから，喫煙が歯槽骨吸収の進行に関与していることも考えられる[8-12]．

3）プラーク形成への影響

喫煙者においては，プラーク形成初期における早期定着細菌が，タバコ煙成分のニコチンにより変性し，病原性の高いバイオフィルムの形成を進めることが実験的歯肉炎モデルで示されている．さらに，宿主の免疫応答の減弱，特定の歯周病原細菌（レッドコンプレックス，オレンジコンプレックス）の比率の上昇により炎症性サイトカイン産生が亢進し，歯周炎を発症・進行させる．また，口腔清掃が改善しても，喫煙者は非喫煙者と比較して，歯肉縁下の生態系の変性からの回復力が障害され，歯周治療による細菌プロファイルの改善が抑制されることも報告されている[12-14]．

3　歯周治療に対する禁煙の効果

慢性歯周炎患者に対する非外科的歯周治療における禁煙の効果を評価したシステマティックレビューによると，禁煙は「非外科的歯周治療後のプロービングデプス（PD）の減少」と「臨床的アタッチメントレベル（CAL）の改善」に有効で，歯周治療の予後によりよい効果があることが示唆されている[15-17]．さらに，同レビュー[17] により，①禁煙者の歯周炎発症や進行のリスクは非喫煙者の臨床所見と有意差がないこと，②歯周治療により，短期間のフォローアップ期間（12～24 カ月）の間に，禁煙者群は喫煙継続（非禁煙者）群と比較して CAL が 0.2 mm（95％CI＝－0.32～－0.08 mm）獲得され，PD が 0.32 mm（95％CI＝0.07～0.52 mm）減少したことが報告されている．

また，禁煙群と喫煙継続群の 2 群を 3 カ月後，6 カ月後の 2 時点で評価したわが国における多施設前向き研究では，喫煙継続群では歯周病所見に改善が認められなかったが，禁煙群では歯周病所見の有意な改善が認められたと報告されている[18]．したがって，口腔の健康に関わる歯科医師，歯科衛生士は，喫煙者本人の口腔内所見だけでなく，受動喫煙による非喫煙者の口腔内所見にも留意することが大切となる．同様に，禁煙支援も喫煙者本人だけでなく，周囲の喫煙者による影響も考慮した指導が必要である．

4　日本歯周病学会の禁煙支援の実践手順

歯周治療における禁煙支援の基本的な手順を示すため，日本歯周病学会では，健康サポート委員会からポジション・ペーパーとして，2018 年に「歯周治療における禁煙支援の手順書」[19] を公開した．その後，前述のようにわが国では紙巻きタバコに加えて，HTP，電子タバコ，無煙タバコ，水タバコが入手可能であることから，5 種類のタバコに関する喫煙歴やその蓄積量を項目に加える

表 2-4-3 身体的ニコチン依存度（Fagerström Test for Nicotine Dependence：FTND）の判定 （文献[23] より引用・改変）

質問事項	回答（得点）
(1) あなたは，朝目覚めてから何分位で最初のタバコを吸いますか？	5 分以内 (3)，6 〜 30 分 (2)，31 〜 60 分 (1)，61 分以後 (0)
(2) あなたが映画館や図書館など禁煙と決められている場所にいる時，タバコを吸うのをがまんすることが難しいと感じますか？	はい (1)，いいえ (0)
(3) あなたは 1 日のなかで，いつ吸うタバコがもっともやめにくいと思いますか？	朝最初の 1 本 (1)，それ以外 (0)
(4) あなたは 1 日何本吸いますか？	31 本以上 (3)，21 〜 30 本 (2)，11 〜 20 本 (1)，10 本以下 (0)
(5) 他の時間帯より起床後数時間に多く喫煙しますか？	はい (1)，いいえ (0)
(6) あなたはかぜで 1 日中寝ているような時にもタバコを吸いますか？	はい (1)，いいえ (0)

合計点　0 点〜 3 点：軽度，4 点〜 5 点：中等度，6 点以上：重度

形で禁煙支援問診票，禁煙支援評価票[20]とその解説[21]が改訂されている*．また，慢性歯周炎を伴った喫煙患者に対して，改訂した禁煙支援問診票，禁煙支援評価票，禁煙支援再診時問診票を適用した臨床報告[22]がある．

1) 喫煙歴の把握

わが国で入手可能な 5 種類のタバコ，すなわち①従来からの紙巻きタバコ（メビウスやマールボロなど），②HTP（アイコス，プルームテック，グロー，リル ハイブリッドなど），③電子タバコ（Juul〈ジュール〉など），④無煙タバコ（SNUS〈スヌース〉，VELO〈ベ ロ〉など），⑤水タバコ〔hookah（シーシャパイプ），shisha〈シーシャ〉など〕の喫煙歴を確認する．

2) 身体的ニコチン依存度（Fagerström Test for Nicotine Dependence：FTND）の判定

FTND[23] は，ニコチン依存の 1 つである身体的依存度を判定する．表 2-4-3 に示した配点を合計した点数により，身体的ニコチン依存度の程度が把握できる．一般的に，6 点以上（身体的ニコチン依存度が高い）の場合は，禁煙外来への紹介を検討する．6 点未満の場合は，歯科医院での禁煙支援対応が重要になる．

3) タバコの銘柄とニコチン量の把握

タバコの銘柄とニコチン量は，重要な所見ではないが，患者自身に，自分のニコチン量を確認し自覚させる意図がある．

---

* 禁煙支援問診票，禁煙支援評価票：https://www.perio.jp/publication/upload_file/kinen_hyouka.pdf
禁煙支援問診票の評価：https://www.perio.jp/publication/upload_file/kinen_kaisetsu.pdf
（2025 年 2 月 10 日アクセス）

Ⅱ編 エキスパートを目指して

4）喫煙の蓄積量の把握

喫煙を開始した年齢，定着した年齢とその本数を確認する．患者自身が思い出して，その経過年数を自覚させる意図がある．また，定着年齢と喫煙本数からブリンクマン指数（Brinkman index）とパックイヤー（pack year）を計算する．

喫煙が人体に与える影響は，それまでに吸い込んだタバコ煙の総量と密接に関係する．そこで，1日あたりの平均喫煙本数と喫煙年数をかけあわせたものがブリンクマン指数で，その目安とする．たとえば，1日1箱（20本）のペースで，10年吸い続けた場合のブリンクマン指数は，20（本）×10（年）＝200となり，医科の禁煙外来では，35歳以上の保険適用の基準となっている．ブリンクマン指数が400を超えると肺がん，1,200を超えると喉頭がんのリスクが高くなる．なお，無煙タバコは個数，電子タバコと水タバコは回数を記入，HTPでは，タバコ葉を含むスティックを直接加熱するタイプは，スティック1本を紙巻タバコ1本として，タバコ葉の入ったカプセルやポッドに気体を通過させるタイプは，1箱を紙巻タバコ20本として換算する*．たとえ数値が高くても，タバコをすぐにやめるとこれ以上数値は上がらないこと，禁煙をあきらめないことを伝える．

国際的にはパックイヤーが判定に用いられているので，同時に算出する．パックイヤーは，1日に何箱のタバコを何年間吸い続けたかをかけ合わせて計算する．たとえば，1パックイヤーは1日1箱を1年，または2箱を半年吸った量に相当する．

5）禁煙経験

いままでの禁煙経験がある場合は，その回数と最長の禁煙期間およびその方法を確認する．禁煙経験で，いままでの禁煙に対する努力の過程が把握でき，禁煙への行動変容ステージと合わせて，今後の禁煙方法を検討する．

6）身体的および心理的ニコチン依存度（Tobacco Dependence Screener：TDS）の判定

TDS[24]は，WHOの「国際疾病分類第10版」（ICD-10）やアメリカ精神医学会の「精神疾患の分類と診断の手引」の改訂第3版，第4版（DSM-Ⅲ-R，DSM-Ⅳ）に準拠して，精神医学的な見地からニコチン依存症を診断することを目的として開発された．現在，禁煙外来で保険適用を受ける場合の診断の条件にもなっているので，禁煙外来に紹介する際にも，その点数を伝える．「はい」を1点，「いいえ」を0点として，合計を計算する．10点満点で5点以上の場合，ICD-11診断によるニコチン依存症である可能性が高いと判定し，医科での保険適用の要件の1つになる．したがって，前述のFTNDとTDSが高い場合は，禁煙外来への紹介を考慮する根拠となる．

7）禁煙への行動変容ステージの判定と同居する家族の喫煙状況

禁煙への行動変容ステージ[25]（表2-4-4）を確認する．全く関心がない無関心期であるのか，

＊ 例：HTPカプセルタイプ（1箱5カプセル入り）1日2カプセルの場合，ブリンクマン指数は〔20（本）×2/5箱〕×（年数）となる．

禁煙支援の勘所 CHAPTER 04

表 2-4-4　禁煙への行動変容ステージ（文献[25]より引用・改変）

・全く関心がない（無関心期）

・関心はあるが，今後 6 カ月以内に禁煙しようとは思わない（前熟考期）

・6 カ月以内に禁煙しようと考えているが，1 カ月以内には禁煙する予定はない（熟考期）
　（関心期：前熟考期＋熟考期）

・この 1 カ月以内に禁煙する予定である（準備期）

・禁煙して 6 カ月以内（実行期）

・禁煙して 6 カ月以上（維持期）

すぐに禁煙する予定である準備期であるのかが明白となり，そのステージ合わせた対応が必要になる（各ステージでの具体的な介入例は文献[19]を参照）．また，同居する家族の喫煙状況は，今後の禁煙支援の際に参考とする．

8）加濃式社会的ニコチン依存度調査票（Kano Test for Social Nicotine Dependence：KTSND）の判定

社会的ニコチン依存度を KTSND[26, 27]で判定する．社会的ニコチン依存とは，「喫煙を美化，正当化，合理化し，その害を否定することにより，文化性をもつ嗜好として認知する心理状態」と定義されている概念である．KTSND は，喫煙の美化（嗜好・文化性の主張），喫煙の合理化・正当化（効用の過大評価），喫煙・受動喫煙の害の否定を定量化する質問群から成り立ち，喫煙に対する心理的依存の一部を評価する．したがって，KTSND は喫煙者だけでなく，非喫煙者，前喫煙者，さらに子供まで評価することができる．

KTSND は 4 件法による 10 問の各設問を 0 点から 3 点に点数化した合計 30 点満点からなり，9 点以下が規準範囲になる．点数が高いほど，喫煙の美化，合理化・正当化，喫煙・受動喫煙の害を否定していることになる．禁煙支援に伴い変化するので，この部分だけは適宜評価を繰り返し，暫定規準（治療や指導における目標値）である 9 点以下を目指す．

9）歯肉メラニン色素沈着の判定

上下顎前歯唇側の歯肉メラニン色素沈着は，Hedin の分類[28]に準じて 3 段階〔色素沈着なし，孤立した色素沈着（孤立性），帯状で連続した色素沈着（連続性）〕で判定する．

＊　　　　＊　　　　＊

以上の喫煙に関する問診事項を評価し，禁煙支援評価票に記入する．さらに，可能であれば，呼気一酸化炭素（CO）濃度を測定し，禁煙支援評価票に記入する．なお，呼気一酸化炭素（CO）測定器の配備は禁煙外来の施設条件の一つである．

このような過程を経て，患者の喫煙歴に関する詳細が，禁煙支援評価票に反映される．評価票は患者への説明，禁煙外来や薬局への紹介時に添付して活用する．その後の禁煙継続の予後経過は，禁煙支援再診時問診票に記入し，経過を観察していく．

47

Ⅱ編　エキスパートを目指して

5 禁煙支援のゴール

　最終ゴールは喫煙を止めることであるが，その際，禁煙支援に関わった患者が「我慢して止めている状態（禁煙）」であるのか，「我慢せず，自然に止めている（タバコが必要ない）状態（卒煙）」であるのかを鑑別することが大切である[8, 19]．理想的には，喫煙から禁煙の段階を経て，卒煙の域に入る．しかし，症例によっては喫煙から禁煙の段階を経て，我慢しながら禁煙し続ける場合や，残念ながら1本の喫煙から再喫煙に戻ることもある．禁煙も再喫煙も吸いたい気持ちをもっているという点では共通で，それらをもたない「卒煙」が，本来の禁煙支援が目指すべきものである[8, 19]．

　禁煙後，患者がいま「禁煙」もしくは「卒煙」のどちらの段階であるのかの判定は，禁煙支援再診時問診票の「(3) いまも，タバコを吸いたいと思いますか？」「(4) タバコを吸っている人を見るとうらやましいですか？」により行う．すなわち，他人のタバコの煙（臭い）に関する質問に対して喫煙を容認する返答（はい）をする場合は，受動喫煙しながら喫煙欲求を満たしている可能性があり，「禁煙（我慢している）」と判定する．一方，喫煙を回避する返答（いいえ）をする場合は「卒煙」と判定する．

6 さまざまな禁煙支援法

　歯周病患者に禁煙支援をする際には，さまざまな場面でさまざまな職種が禁煙支援に関わっていることに留意する必要がある．わが国では職域などの保健の場，医療の場で禁煙支援が行われており，医師による禁煙治療は健康保険の適用となっている．効果的かつ効率的な禁煙支援を行うためには，ABR（短時間支援）・ABC（標準的支援）といった介入を行うことが基本である．歯科においてはWHO（世界保健機関）とFDI（世界歯科連盟）がプライマリケアの場での介入として5A・5R法＊を推奨している．この方法は歯科診療の合間の3分を活用して系統的に支援を行うものである．特にわが国では，判定法の違いにより禁煙の準備ができている喫煙者割合が25%[1]〜77%[30]と幅広いため，歯科衛生士が動機づけ支援5Rと実行支援5Aの両方法を用いて生命に関わる重要な機会を活かせる．

7 おわりに

　う蝕や歯周病，歯列不正などの主訴で訪れた歯科医院や病院歯科での禁煙支援は，患者自身が喫煙の「害」を想定していないだけに重要である．歯科医院を訪れた患者が歯科での禁煙支援がきっかけで禁煙に成功したとする．喫煙が危険因子となっていた歯周病は改善され，口腔がんのリスク

＊ 5Aは禁煙支援の5つの手順〔Ask（質問），Advise（助言），Assess（評価），Assist（支援），Arrange（調整）〕を表し，5Rは3番目の「Assess（評価）」で禁煙の準備ができていない者に対し行う動機づけ支援の手順〔Relevance（関連），Risks（リスク），Rewards（褒美），Roadblocks（障壁），Repetition（反復）〕を示す．5Aのどこから始めてもどこで終わってもよく，また5Rの最初と最後のR「Relevance（関連），Repetition（反復）」は必須である．

は減少し，味覚が正常となり，楽しい食生活となる．加えて，口腔以外の臓器でも同様に危険因子がなくなることで，さまざまな疾病のリスクが減少する．さらに，同居する家族，友人，職場，道ですれ違う不特定多数の人々の受動喫煙，三次喫煙もなくなり，たった一人が禁煙するだけでも，計り知れないメリットがもたらされる．口腔疾患の危険因子で，このような波及効果の大きい因子は喫煙のほかにない．

　タバコから「本人だけでなく，その周囲の人々を守る」ためにも，歯科における禁煙支援をはじめとした歯周基本治療が重要である．

CHAPTER 05 インプラントに対する留意点

1 インプラント治療後のメインテナンスの目的

　現在使用されているインプラントの多くはスクリュータイプ（ネジ型）となっているが，以前はブレードタイプ（板状）やシリンダータイプ（中空型）のものも存在し，インプラント周囲炎を発症していた（図2-5-1～3）．また，上部構造（補綴装置）の様式にもクラウン，ブリッジのほか

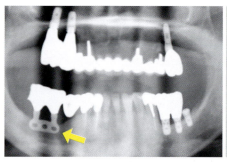
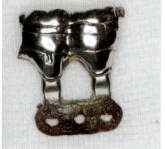

図2-5-1　ブレードタイプインプラント

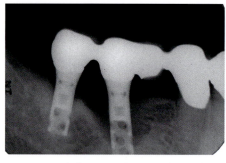
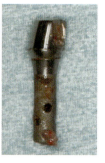

図2-5-2　中空シリンダータイプインプラント

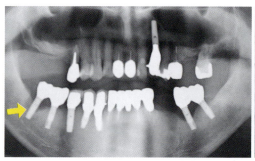
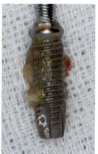

図2-5-3　スクリュータイプインプラント

に①インプラントオーバーデンチャー（IOD，インプラントと義歯をバーアタッチメント，磁性アタッチメント，ボールアタッチメント，ロケーターアタッチメントなどで連結したもの．図2-5-4～6），②ボーンアンカードブリッジ（all-on-four）などのパターンが存在する．

インプラント治療によって付与された口腔機能やインプラント周囲組織の健康状態を，長期にわたり維持・安定させるためには，定期的なメインテナンスを継続して行うことが必要である[1]．これを怠り，インプラント周囲組織に炎症が波及し，インプラント周囲粘膜炎やインプラント周囲炎が発症すると治療が困難な場合があることから，疾患発症を予防することが大切である[2]．

インプラント治療後のメインテナンスの目的は，①インプラント周囲ならびに残存歯周組織の健康状態の長期的な維持・安定，②インプラント周囲疾患（インプラント周囲粘膜炎，インプラント周囲炎）の早期発見と早期治療，③インプラント支持補綴装置の検査と口腔機能回復状態の維持，④インプラント以外の口腔疾患や症状の早期発見とその対応，とされている．

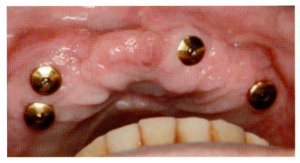
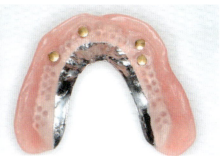

図 2-5-4　磁性アタッチメントを使用した IOD

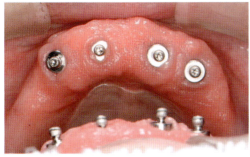
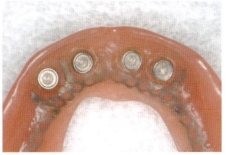

図 2-5-5　ボールアタッチメントを使用した IOD

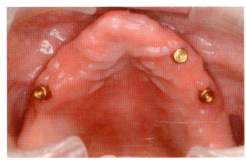
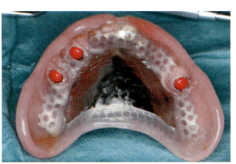

図 2-5-6　ロケーターアタッチメントを使用した IOD

Ⅱ編　エキスパートを目指して

2　インプラント周囲組織の検査

　インプラント周囲組織の健康を管理し，疾患が生じた場合に早期に診断，対応するためにも，インプラント周囲の継続的なモニタリングは重要である．インプラント周囲組織の健康状態を調べる目的で，以下の臨床検査項目がある．

> (1) プラークコントロールの評価（modified Plaque Index：mPI）[3]
> (2) 周囲粘膜の炎症状態（modified Breeding Index：mBI）[3]
> (3) インプラント周囲のプロービングデプス（peri-implant Probing Depth：PD）
> (4) プロービング時の出血（Bleeding on Probing：BOP）
> (5) 排膿の有無
> (6) 骨吸収（エックス線画像）
> (7) インプラント体の動揺の有無
> (8) インプラント周囲角化粘膜の有無
> (9) 咬合関係
> (10) 細菌学的検査

　2017年の分類において，インプラント周囲粘膜炎およびインプラント周囲炎はバイオフィルム感染によって引き起こされると定義されている．疾患の発症と進行をいち早く察知することが重要であることから，上記の検査を積極的に実施し，異常がないかどうかを調べることが重要である．

3　臨床検査結果の評価と診断

　臨床検査の結果，BOP陽性（線状または粒状の出血）などの何らかの炎症徴候を認めた場合はインプラント周囲粘膜炎と診断される．さらに，これら炎症所見に加えて周囲組織の組織破壊（継続的なプロービングデプスの増加や周囲骨吸収を認める場合，あるいはプロービングデプスが6mm以上もしくはインプラントプラットフォームから3mm以上の骨吸収）を認める場合は，インプラント周囲炎と診断される[4]．

4　インプラントメインテナンス間隔の決定

　インプラントを埋入した患者が有するリスク因子は個々に異なる．このリスクの評価方法として，Heitz-Mayfieldら[5]が直接的なリスクを評価するためのチャートを作成している．また，Nevinsら[6]は全身状態も加味してリスク評価し，さらにインプラント周囲組織が健康であると診断された場合のリコール期間の決定方法を提唱している（図2-5-7）．このアルゴリズムにより科学的にリコール期間を決定することが可能となる．

インプラントに対する留意点 05

5 インプラント治療後のメインテナンス方法

インプラント治療後のインプラント周囲疾患発症リスクを軽減させるためには，以下の介入が必要とされている[2]．すなわち，① 血糖コントロール，② 禁煙の推進，③ 定期的なケアの提供，④ 軟組織の増大，⑤ 口腔衛生の改善，そして⑥ ブラキシズムや悪習癖の改善である．中でも，①，②，③，⑤については歯科衛生士の活躍が特に期待される．

インプラント周囲の口腔衛生として，歯ブラシや補助的清掃用具（タフトブラシ，スーパーフロスなど）を用いたOHI（Oral Hygiene Instruction：口腔清掃指導）や，上部接合部が粘膜上にある場合は上部構造を外して徹底したクリーニングを行う．また，粘膜縁上，縁下のプラーク除去にはエリスリトールパウダーを用いたパウダーフローも有効であるとされている．

1）インプラント周囲粘膜炎と診断された場合

対象のインプラント周囲粘膜に炎症症状を認めインプラント周囲粘膜炎と診断された場合は，残存している歯に歯周病が再発していないか確認のうえ，必要な治療を行う．インプラント周囲粘膜炎に対しては，① 機械的・物理的治療，② 全身および局所の抗菌薬投与，③ 局所殺菌薬の使用，④ 抗菌光線力学療法，さらには⑤ 患者自身による抗炎症薬の使用などがある．インプラント周囲溝付近の徹底したプラーク除去を行う必要がある．

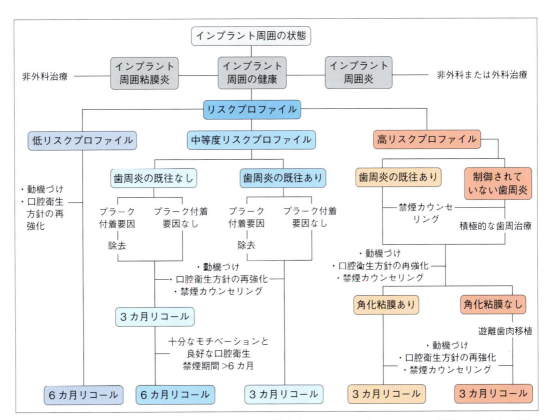

図 2-5-7　患者のリスクプロファイルによる治療方針決定のアルゴリズムとリコール期間（文献[6]より引用・改変）

Ⅱ編 エキスパートを目指して

2）インプラント周囲炎と診断された場合

インプラント周囲炎と診断された場合は，歯周病治療と同様にまず炎症を軽減させるための基本治療を実施する．その後，深くなったインプラント周囲のプロービングデプスや骨吸収状態を改善させることを目的に，切除療法や再生療法を行う．しかし，その予後は一般的に歯周治療よりも予知性が低いとされている．インプラント周囲炎に対する外科的処置に関するエビデンスが公表[1]されているが，いずれの処置方法も推奨レベルは弱く，またエビデンスの確実性も低いとされている．

3）インプラント周囲疾患治療後の管理

インプラント周囲疾患の治療を経て，治癒もしくは病状安定を迎えた場合は，歯周炎既往患者と同様にそのリスクプロファイルは高いことが予想されるため，3カ月以内の比較的短期のリコールが推奨される．

インプラントに対する留意点

CHAPTER 05

MEMO

配慮が必要な患者への対応

歯科へ通院している患者は，さまざまな背景をもっている．本章では，特に歯科恐怖症や全身疾患を伴った患者，妊婦への歯周治療時の配慮を解説する．

歯科恐怖症や全身疾患を有する患者においては，まずどのような経緯で発症したのかを医療面接にて把握し，必要に応じて医師に病状や治療経過を照会し万全の医療連携を行う．歯科恐怖症や全身疾患を有する患者においても，通常の歯周炎患者と同様に治療に際し徹底したプラークコントロールやSPT，メインテナンスの重要性を理解してもらう必要がある[1]．

1 歯科恐怖症

歯科恐怖症は，世界保健機構（WHO）の分類（ICD-11）およびアメリカ精神医学会の分類（DSM-5）で「限局性恐怖症」に該当する．限局性恐怖症（specific phobia）は特定の状況に対して，危険やそのリスクと釣り合わない強い恐怖や不安を覚える状態で，その状況は可能なら回避されるが，曝露が生じると直ちに不安を生じる．パニック発作になることもあり注意が必要である．また，自身の恐怖が不合理かつ過剰であることを認識している．

限局性恐怖症は男性よりも女性のほうが多く罹患する[2]．針または外傷に対する恐怖症を有する場合には，その不安から失神する可能性がある点で，過度の血管迷走神経反射から徐脈および起立性低血圧を来すこともある．治療は，曝露療法[3]，リラクゼーション法，呼吸法および薬物療法がある．

歯科医院に通院できる患者は通常重度である可能性は低いと考えられるが，重度の局所性恐怖症の場合には医科との連携が必要である．曝露療法の一環として，患者と曝露リストを作成し，そのリストの中で最も不安を引き起こさない項目から始め，段階的な過程を通じ患者の不安を引き起こす誘因に順応させていく．歯科恐怖症を構成する要素は，①恐怖を感じる特定の状況，器具および処置，②歯科医師への不信感の2つに分類されている[4]．

1) 恐怖を感じる特定の状況，器具および処置

最も恐れを抱かせる刺激は侵襲的刺激（外科的処置，歯科用タービン，注射など）であり，弱い刺激としては，非侵襲的刺激（白衣，歯科用ライト，エックス線画像検査など）があげられる（表2-6-1）[5]．多くの人が特定の状況，器具および処置で恐怖を感じており，そのリストの中で最も不安を引き起こさない項目から始めるのがよいと考えられる．

2) 歯科医師への不信感

恐怖心の強い患者の50％が歯科医師をあまりよく思っていない．このうち81％は精神的影響を

表 2-6-1 歯科治療中に不安を感じる刺激の順位 （文献[4, 5]より引用）

恐怖を感じる刺激の種類	4段階評価の平均値	最も怖いと評価した人の割合（%）	人種差 P値	年齢差 P値
1. 外科的処置	2.72	22.0	0.01	< 0.001
2. 電気メスによる歯肉切除	2.70	25.2	< 0.001	< 0.001
3. 根管治療	2.67	24.0	0.003	< 0.001
4. 麻酔が効かない状況	2.58	21.6	< 0.001	< 0.001
5. 抜歯	2.57	20.4	< 0.001	< 0.001
6. 軟組織の切除	2.57	19.9	< 0.001	< 0.001
7. 歯科用タービン	2.33	12.1	< 0.001	< 0.001
8. 痛み	2.32	14.1	< 0.001	< 0.001
9. 荒っぽい治療	2.29	13.3	< 0.001	0.01
10. 痛みの感覚	2.22	12.1	< 0.001	< 0.001
11. 針の感覚	2.19	12.3	< 0.001	< 0.001
12. 傷つけられること	2.19	11.5	< 0.001	0.001
13. 注射の感覚	2.17	12.4	< 0.001	< 0.001
14. 注射	2.15	11.1	0.001	< 0.001
15. 急いでいる歯科医	2.12	12.3	< 0.001	NS

NS：Not Significant

表 2-6-2 歯科恐怖とネガティブな経験 （文献[4, 5]より引用）

ネガティブな経験	高度な歯科恐怖群		
	オッズ比	95% CI	P値
1. 歯科治療中の極度の無力感	8.17	5.22-12.78	< 0.001
2. 歯科治療中の極度の恥ずかしさ	5.46	3.60- 8.27	< 0.001
3. 歯科治療中の極度の吐き気	5.25	3.49- 7.90	< 0.001
4. 歯科医への理解不足	4.35	2.92- 6.48	< 0.001
5. 歯科用タービンで削られること	3.37	2.45- 5.05	< 0.001
6. 無礼な歯科医	3.22	2.19- 4.75	< 0.001
7. 注射	3.13	2.12- 4.61	< 0.001
8. 侵襲的な治療の説明をしない歯科医	2.92	1.98- 4.30	< 0.001
9. 歯科治療中に窒息しそうになること	2.91	1.89- 4.48	< 0.001
10. 患者を非難する歯科医	2.57	1.68- 3.91	< 0.001
11. 歯を抜かれること	2.54	1.73- 3.74	< 0.001
12. 歯科治療後の激痛	2.39	1.59- 3.58	< 0.001

及ぼす原因が痛みではなく，歯科医師自身を恐怖対象としてしまっている（表2-6-2）．また，患者自身が治療をコントロールできるか否かということが歯科恐怖症における決定的な事項であり，患者自身に治療への参加余地を与えられるかが重要なポイントとなる[4]．また，歯科医師と対照的に歯科衛生士が患者の態度に影響する度合いはかなり少なく，多くの患者にとって歯科衛生士は，

Ⅱ編 エキスパートを目指して

肯定的な存在で苦痛を和らげてくれる非脅威的な存在であると言われている[6]．そのため，恐怖を伴った患者が歯科医院を快い気持ちで通い治療を続けるためには，歯科衛生士の役割がより重要になると考えられる．

2 全身疾患への対応

1) 循環器疾患を有する患者

循環器疾患とは，血液を全身に循環させる臓器である心臓や血管などが正常に機能しなくなる疾患であり，高血圧，心疾患（急性心筋梗塞などの虚血性心疾患や心不全），脳血管疾患（脳梗塞，脳出血，くも膜下出血），動脈瘤などに分類される．循環器疾患を有する患者の診療にあたっては，あらかじめ AED のバッテリーが有効期限内であるか，酸素の準備ができているかなどを確認し，治療中に起こりうる偶発症を極力回避するよう心がける．心筋梗塞・狭心症・脳梗塞の既往患者は 60 日以内の発症か医療面接を行い，最近発症した息切れ・胸痛・動悸などを確認する．

頻回に遭遇する循環器疾患の一つとして高血圧症があげられる．そこで，高血圧症患者への配慮について特に詳述する．

まず，治療前に降圧剤の服用時間を把握する．また，当日の血圧が 180/110 mmHg 以上の場合には，処置の是非について歯科医師の判断を仰ぐ．アドレナリン含有の歯科局所麻酔薬を SRP で用いる場合は，1.8 mL のカートリッジ 2 本を目安として必要最小限に留める[7]とともに，痛みなどによる急激な血圧上昇を抑えるため，表面麻酔薬の塗布や刺入時，麻酔液注入時の十分な配慮を行う．

カルシウム拮抗薬はその治療効果と副作用が少ないことから，高血圧治療の第一選択とされることが多いが，薬物性歯肉増殖症を発症することがあり特にニフェジピンでの発症率が高い[8]．また，口腔清掃不良も歯肉増殖を促進すると考えられている[9]．歯周基本治療を徹底して行うことにより歯肉増殖と歯周組織の改善が得られると報告されており[10-12]，歯肉縁上ならびに縁下のプラークコントロール，SPT がより重要になると考えられる．

2) 抗血栓薬服用患者

抗血栓薬は，抗血小板薬と抗凝固薬の 2 種類に分けられる．抗血小板薬（アセチルサリチル酸：バイアスピリン®など）は血小板の働きを抑え，血流の速い血管での血栓予防を行う．抗凝固薬〔ヘパリン類，ワルファリンカリウム：ワーファリン®，直接作用型経口抗凝固薬（アピキサバン：エリキュース®，ダビガトランエテキシラート：プラザキサ®など）〕は凝固因子の働きを抑え，血流の遅い血管などで血栓予防を行う．抗血栓薬は服用中止したことによる出血リスクよりも休薬リスクが上回ることから，抜歯や歯周基本治療，歯周外科治療の際に休薬しないことが推奨されている[13]．

歯周治療に際しては，出血のリスクがあるため，徹底したプラークコントロールを行った後に積極的な歯周治療を開始する必要がある．また，ワーファリン服用患者は PT-INR〔正常値：0.85～1.15（2.00 の場合，普通の人より 2 倍血が凝固しにくい）〕でモニタリングが施行される．直接作用型経口抗凝固薬はモニタリングが確立されておらず，重大な出血の際の対策が十分に確立されていな

配慮が必要な患者への対応

い[14]．そのため，直接作用型経口抗凝固薬の服用患者では医科への対診と併せて，より慎重な歯周治療が必要である．

3）糖尿病患者

糖尿病と歯周病は関連性があり，内科担当医との連携，情報交換を密に行う．また，糖尿病と歯周病の関連についてガイドライン[1]に即して説明することも大切である．日本糖尿病学会による『糖尿病診療ガイドライン2024』では，糖尿病型の判定基準として① 空腹時血糖値≧126 mg/dL，② 75 g 経口ブドウ糖負荷試験（OGTT）2 時間値≧200 mg/dL，③ 随時血糖値≧200 mg/dL，④ HbA1c≧6.5％とされている[15]．また，歯周基本治療により HbA1c の値は約0.5％改善すると言われており[13]，糖尿病患者において歯科衛生士の役割がより重要となる．

HbA1c が7.0％以下にコントロールされていれば，歯周治療の際に特別な配慮は必要ないと言われている[16]．血糖値が高いと菌血症の頻度も増加するが，口腔に由来する菌血症リスクが高くなる報告はなく，医科への対診は必要であるが，歯周基本治療を行うべきである[17]．

4）腎疾患患者

慢性腎臓病（CKD）と歯周病には双方向の関連性があり，CKD 患者では歯周病が重症化しやすく，歯周病は腎機能の低下を誘導し，歯周治療によって腎機能の改善が期待できると言われている[18]．透析患者の生命予後として，高齢，糖尿病，心疾患の既往，低栄養，炎症状態などのリスク因子が知られている[19]．また，透析患者における口腔内の状況と生命予後の関連性について，歯周病が重度であるほど生存率が低い傾向にあり，さらに口腔衛生不良であると有意に生存率が低いと報告されている[20]．このことから，透析患者ではより高いレベルで良好な口腔衛生状態，頻回な SPT が必要であると考えられる．

3 妊婦への配慮

歯周病は早産（37 週未満の出産）および低体重児出産（2,500 g 未満の出産）のリスクファクターとなる[21]．また，妊娠初期における hCG（ヒト絨毛性ゴナドトロピン）の急激な増減，妊娠中期以降のエストロゲン・プロゲステロンの亢進といった女性ホルモンの影響により，悪阻（つわり）や身体的，精神的な変化などが生じるとともに口腔衛生管理が悪化し，妊娠関連性歯肉炎や歯周炎の発症および悪化を来すことがある．歯周治療をはじめとする歯科治療を行う場合には，妊婦の身体的，精神的特徴をよく理解したうえで，安心・安全な歯科治療を心がけることが重要である．

診療時には，水平位での診療が可能かの確認を行う．妊娠初期はブラッシング指導を中心に最小限の介入とし，スケーリング・ルートプレーニングなどは妊娠安定期（妊娠4～5カ月）まで待った後に行う．妊娠後期には仰臥位低血圧症候群に注意が必要で，立位での診療を行う必要もある．緊急時には左側臥位にするなどの配慮も必要となる[22]．

CHAPTER 07 「動機づけ」を再考する

1 動機づけ＝モチベーション（motivation）とは

　人間は，目的，欲望，やる気などによって，行動が左右される．このように目的や欲望に向かってある行動を引き起こし，その行動を維持させ，結果として一定の方向に導く心理的過程をモチベーションという．日本語では"動機づけ"と訳される．

　モチベーションは，経営学で「社員の働く意欲を高め生産性を向上させる」といった目的でよく使われる心理学用語である．1人ひとりの社員がどのように考え行動するかが企業等の集団全体の行方を決めるので，企業経営に欠かせない理念の一つと考えられている．やる気のない社員が集まると企業の「活力」は低下し，その結果として業績が低迷するが，働く意欲に満ちあふれた社員が増えれば企業も活性化し，収益も向上する．言うまでもなく，企業は1人ひとりの人間の集合により成り立っているが，すべての人が働く意欲を強くもっているわけではなく，働く意欲が弱い人や全くない人も存在している．集団としてのモチベーションを高めるには，社員1人ひとりのやる気・働く意欲を高めることが基本であるが，万能な方策はない．

2 歯周治療におけるモチベーション

　歯科衛生士が歯周治療の際に行うモチベーションは，"患者自身が歯周病を治したいという意欲"──より具体的に言えば，"プラークコントロールへの意欲"を高め，持続させることを目的とする．

　患者の意欲を高める要因を探るうえで，初診時の医療面接の情報が重要である．来院動機が「他院で，歯周炎がひどいので歯を抜かなくてはならないと言われたが，できる限り自分の歯は残したい」であったならば，すでに歯周治療への"関心"は高いと判断できる．簡単な説明（歯周病の病因論やセルフケアの重要性）の後，初診時から口腔清掃指導に着手しても順調にいく場合が多い．たとえば，歯肉縁下のプラークコントロールは歯科衛生士が担当し（プロフェッショナルケア），歯肉縁上のプラークコントロール（セルフケア）は患者に任せるといった役割分担も，比較的早期に確立できることもある．

　一方，患者の要望が「歯並びを治したい」や「前歯4本を白くしたい」といった場合は，いきなり口腔清掃指導を行うと不調に終わることが多い．患者の関心は"歯並び"や"白い歯"であり，その治療への欲求が来院動機となっているため，歯周病や歯周治療には無関心である．したがって，患者に「あなたは歯周病です」と伝えることから始めなければならない．IC（インフォームドコンセント）が不十分なうちに口腔清掃指導を開始しても，患者の不満は募るばかりである．

　まずは患者の主訴や欲求を傾聴し受け止めたうえで，現在の歯周病の病態説明を行い，放置する

と病状が進行してしまうこと等を患者に理解・納得させることが必須である．その後に，歯磨き行動への意欲を高めることが，口腔清掃指導よりも重要である．

残念ながら，"心（頭）"ではプラークコントロールは大事だと認知していても"行動"に結び付くとは限らない．日本国民であれば，う蝕・歯周病の予防に丁寧な歯磨きが大事であることは小学生の頃より繰り返し教育されている．しかし，知識はあるが適切にプラークコントロールがなされているとは言い難い．まずは自分の歯周病の病態や歯周治療に"関心"をもってもらうことが先決である．

技術的な口腔清掃指導は，患者の心の準備（レディネス）が整ってから行うことが望ましい．歯科衛生士がよかれと思って口腔清掃指導を先行すると，歯ブラシや歯間ブラシを押しつけられた・購入させられたと不満を感じることもある．不満は来院予約のたび重なるキャンセルや無断キャンセル等の不適応行動の原因となる．

心理学の領域では，「モチベーションの強さ」は必ずしも病態の軽重には関連しないと考えられており，重度歯周炎の患者に「病状の重症度」を指摘してもモチベーションには結び付かないことがある．主訴の歯科治療を優先しつつ，並行して歯周治療を行わない場合の結果を理解させることに注力すべきである．

超高齢社会において，患者のモチベーション管理はますます重要となっている．歯周基本治療中や歯周外科期間中はモチベーションを維持し，熱心に歯磨き行動を行っていた患者が，口腔機能回復治療が終了し口腔内の悩みが一旦解決すると，自発的なプラークコントロールが不十分になり，歯周病を再発させてしまう事例がある．したがって，技術面に問題のない患者であれば，口腔清掃指導ではなく，患者の心理面の強化がより重要となる．長期間にわたるSPT・メインテナンスにおいて「患者がなかなかついてきてくれない」と悩む歯科衛生士は多いが，本来"心"は移ろいやすいものなので，再発予防・重症化予防のためには，その時々の患者の心理状態に合致したモチベーション管理を継続することが重要である．

3 モチベーションの基本的な考え方

1）動因と誘因

モチベーション理論において，動因と誘因の2つの要因は必須である．どちらか一方が欠けると，行動が立ち上がることはない．モチベーションの強さは動因×誘因の大きさに関連する．

（1）動因とは

各人の内側にあるもので「欲しいという気持ち」と同義である．先述した「歯並びを治したい」「前歯4本を白くしたい」や「自分の歯を残したい」などの欲求，願望はすべて動因に分別される．

（2）誘因とは

各人の外側にあるもので「欲しいという気持ちを満たすもの」（目標や目的）である．「歯並びを治したい」人にとっては矯正治療が，「前歯4本を白くしたい」人にとっては審美治療（ホワイトニングや審美補綴など）が誘因となる（図2-7-1）．

II編 エキスパートを目指して

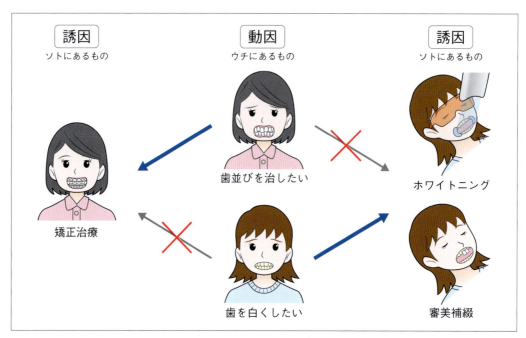

図 2-7-1 モチベーションの2つの条件（動因と誘因）
動因と誘因がかみ合えば，行動は立ち上がる．

（3）行動が立ち上がるには

　動因は人によりさまざまであるが「○○歯科医院では歯を抜かずに治療してもらえる」という情報は，歯を残したい欲求（動因）のある人にとっては誘因となり，○○歯科医院への通院行動が立ち上がると考えられる．「グラグラしている歯があるので，それを抜いてもらって人工歯根というのを入れてみたい」いう願望（動因）をもっている場合，抜歯が前提条件であるため，歯周治療（歯を残すこと）に関心はなく，インプラント治療専門の歯科医院（誘因）の情報により大きな興味・関心を示すことになる．

　「わざわざ遠方から患者さんが来院する」という歯科医院があるが，動因と誘因がうまくかみ合った事例といえる．

2）外発的動機づけと内発的動機づけ

　外発的動機づけ（extrinsic motivation）とは，外部からもたらされる要因によって，行動への意欲が高まる心理状態のことで，内発的動機づけ（intrinsic motivation）とは，自分の内部から生まれた本質的な欲求によって引き起こされる行動のことである．

（1）外発的動機づけ

　報酬や賞罰といった外的要因によるモチベーションである．「この仕事をしたら報奨金が得られる」「この業務をクリアしないと人事評価が下がる」などが例としてあげられる．一方，歯科医療現場においては，主に患者を褒めたり，「ご褒美」をあげたりする報酬が用いられる．たとえば，小児歯科で前回来院時より格段によく歯を磨いてきた小児を，当事者の小児だけでなく保護者まで巻き込んで大いに褒めたり，麻酔下の歯科治療を泣かずに頑張った小児にご褒美シールをあげたりする事例は，今後の小児の歯磨き行動や通院行動の継続によい影響を与えるだろう．

「動機づけ」を再考する

CHAPTER 07

歯周治療では一般に成人が対象であるが，「今日はよく磨けていますね．頑張りましたね」「この頃，歯をよく磨いていらっしゃるので，歯肉からの出血が見られなくなりましたね」「歯間ブラシを毎日使っていらっしゃるから歯肉が引き締まってきましたね」等の歯科衛生士による賞賛・評価が報酬となる．いずれも褒められる・認められるという外部からの報酬により，モチベーションが高まることが期待される．

一方，「担当の歯科衛生士に叱られるから歯を磨く」という罰（叱責）により外発的動機づけが形成されることもある．

(2) 内発的動機づけ

報酬や賞罰など外部からの要因に関係なく，自分自身の内部から発生する動機づけを内発的動機づけと呼ぶ．たとえば，毎日丁寧に歯を磨いていたら歯肉からの出血が明らかに減ってきたと，患者自身が気づく場合がある．自らの歯磨き行動により炎症が軽減していく達成感を体験すると歯磨きが楽しくなり，歯科衛生士に誘導されることなく，他の目的で立ち寄ったドラックストアの歯磨き用品にも強い興味をもつ場合がある．

歯磨き行動自体が目的となるので，一般的に外発的動機づけよりも強いモチベーションが得られる．

3) 外発的動機づけと内発的動機づけの関係

外発的動機づけは，「報酬がほしい」「罰を受けたくない」というほとんどの人のモチベーションにつながるため，無関心の人のモチベーション向上にも効果があるが，その効果は長続きしないとされる．一方，内発的動機づけは興味や関心，そこから生まれる達成感や成功体験から形成されるので，質の高い行動を長く続けられる可能性を秘めているが，短期的には効果が出にくいとされる．

外発的動機づけをきっかけとして内発的動機づけが高まることもあり，エンハンシング（enhancing）効果と呼ばれる．歯科衛生士としては，期待したい効果である．一方，外発的動機づけを導入することにより，内発的動機づけが低下することも確認されている[6]．これをアンダーマイニング（undermining）効果という．一般的に，小児に対しては褒めるとエンハンシング効果が高まるが，成人に対しては過度な賞賛は迎合行動ととられかねないため，過剰な賞賛は避けたほうがよいと考えられている．

4 "報酬"と"罰"——"褒める"と"叱る"についての古典的研究

発達心理学者の Hurlock EB は，被験者の小学生（9〜11 歳）を 3 つのグループに分け，全員同じ教室内で算数のテストを 5 日間行わせた[7]．条件はすべて同じで，前日に受けた答案用紙を返却する時の先生の態度だけを変えたところ，以下のような結果が得られた．

A グループ（どんな点数でも，できていた部分を褒める）：最終日には約 71％の生徒の成績が上昇した．

B グループ（どんな点数でも，できてない部分を叱る）：2 日目には約 20％の生徒の成績が上昇したが，その後は成績が次第に低下するようになった．

C グループ（どんな点数でも，何も言わない）：2 日目には約 5％の生徒の成績が上昇したものの，

II 編　エキスパートを目指して

その後変化がなかった.

　この実験は「どんな点数でも」という前提条件で行われた. 翻って, 歯周病患者の中には, モチベーションは高くても, 器用な人も不器用な人もいる. 上記の実験結果から, 口腔清掃指導を継続するにあたって, 結果（O'Leary の PCR）ばかりでなく"過程"（患者の努力）等も褒めることが, モチベーションの維持につながると考えられる.

5　健康行動としての歯磨き行動

1）健康行動とは

　モチベーションの概念は, 前述したように現在, 経営学や教育学等の多くの分野で応用されている. 一方, 医療・看護・福祉系大学の 1 年次履修科目の心理学あるいは行動科学の教科書を縦覧すると, 健康行動（health behavior）という用語が多用されている. 健康行動とは一般的に,「健康の保持, 増進, 病気からの回復を目的として行われる行動」と定義されている[8].

　生活習慣病をはじめとする多くの慢性疾患の予防と治療には, 人が健康のためによい行動（健康行動）をとり, それを維持することが治療結果を左右する. そのため, 糖尿病治療においては, 糖尿病療養指導士（看護師, 管理栄養士, 薬剤師, 臨床検査技師, 理学療法士のいずれかの資格を有する）が健康行動の維持管理を行っている. 禁煙治療を行う禁煙外来においては, 禁煙治療に係る専任の看護師の配置が義務づけられている. 歯周治療においては歯磨き行動が健康行動の柱であるが, モチベーション管理等の健康心理カウンセリングも含めて, 日本歯周病学会認定歯科衛生士を主とする歯科衛生士が行っている.

2）健康行動の行動変容ステージ

　行動変容のステージは, 次の 5 つに大別できる[9].

　① 無関心期：健康行動を行おうとはしない（例：禁煙することに無関心）.

　② 関心期：健康行動に関心はあるが, 実行する段階に至っていない（例：いずれ禁煙しようと考えているが, まだ実行する気になれない）.

　③ 準備期：健康行動を実践する用意ができている（例：禁煙を始めようとしており, 実行のきっかけを待っている）.

　④ 実行期：健康行動を実際に行っている（例：禁煙を開始した）.

　⑤ 維持期：健康行動を継続している（例：禁煙を続けている）.

　この 5 つのステージは①→⑤まで一方通行でなく, 途中で失敗すれば後戻りするが, 継続的な保健指導によりらせん状にステップアップしていくと考えられている（図 2-7-2）. 各ステージにおいて認知, 心理, 行動の状態が異なるため, 各ステージに合わせたアプローチが行動変容に重要であると考えられる. したがって, 相手の行動を変えたいならば, まず現時点での相手のステージを知ることが大事である.

「動機づけ」を再考する　CHAPTER 07

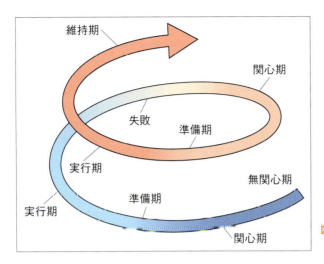

図 2-7-2　行動変容のステージモデル
（文献 5, 9) より）

3）禁煙外来での禁煙治療と歯科外来での歯周治療の違い

　行動変容のステージを基に考えると，禁煙外来の初診患者は③準備期の段階に達しており，内発的動機づけが芽生えている可能性が高い．一方，歯科外来で歯周病を自覚してない患者は①無関心期か②関心期にいる．したがって，歯科衛生士による外発的動機づけが必要である．

6　おわりに

　繰り返しになるが，モチベーションは，何か目標とするものがあって，それに向けて行動を立ち上げ，方向づけ，支える力となる．長期にわたる歯周治療と並行して，歯科衛生士が患者のモチベーション管理も行っているのが現状である．

　しかし，人は"心（頭）"では健康のためによい行動だと理解しているにもかかわらず，実際によい"行動"をとることができないことや，健康行動が立ち上がったとしても長期間維持できないことがある．

　2型糖尿病や歯周病は，その罹患率の高さから国民病といえる．それ故，長期にわたり，患者の心の動きや行動パターンの変化を感じ取りながら，その時々の患者に適した対応を選択し，外発的動機づけを継続することは，糖尿病療養指導士や歯科衛生士にとっての醍醐味であろう．さらに外発的動機づけの結果として，患者が自己効力感（self-efficacy）を高め，主体的に自らの健康行動をコントロールする内発的動機づけへと導くことが究極の目標である．多くの「日本歯周病学会認定歯科衛生士」は患者担当制で処置しているため，SPT・メインテナンスにおいて継続的な介入が可能である．口腔健康管理をとおして国民の健康寿命の延伸に寄与していただきたいと考える．

◆ 参考文献

Ⅰ編 基本事項について

CHAPTER 01 医療面接の勘所

1) 伊藤孝訓 ほか：歯科医療面接 アートとサイエンス 第3版. 砂書房, 東京, 2020, 56-57.
2) 斎藤清二：はじめての医療面接コミュニケーション技法とその学び方. 医学書院, 東京, 2000, 68.
3) 森 啓 ほか：歯科医療面接を再考する—的確な解釈モデルを聴取する—. 日口診誌, 36 (1)：7-10, 2023.
4) 鈴木丈一郎：認定歯科衛生士が行う歯周病管理に必要な知識と技能. 日歯周誌, 52 (3)：270-274, 2010.
5) 伊藤孝訓 ほか：歯科医療面接 アートとサイエンス 第3版. 砂書房, 東京, 2020, 251-260.
6) Kinane DF et al.：Relationship of diabetes to periodontitis. *Curr Opin Periodontol*, 4: 29-34, 1997.
7) 廣畑直子 ほか：歯周病と全身疾患. 日大医誌, 73 (5)：211-218, 2014.
8) 日本歯周病学会 編：高齢者の歯周治療ガイドライン 2023. 医歯薬出版, 東京, 2023.

CHAPTER 02 プラークコントロールの確立とは

1) Löe H, Theilade E, Jensen SB: Experimental gingivitis in man. *J Periodontol*, 36: 177-187, 1965.
2) Sanz M, Herrera D: Role of oral hygiene during the healing phase of Periodontal therapy. In: Lang NP, Attstrom R, Löe H, eds, the European Workshop on Mechanical Plaque Control. Quintessence, London, 1998, 248-267.
3) Cortellini P, Tonetti MS, Pini-Prato G: Periodontal regeneration of human intrabony defects: Ⅳ. Determinants of healing response. *J Periodontol*, 64: 934-940, 1993.
4) Loos B, Claffey N, Crigger M: Effects of oral hygiene measures on clinical and microbiological parameters of Periodontal disease. *J Clin Periodontol*, 15: 211-216, 1988.
5) Lindhe J et al.: Longitudinal changes in periodontal disease in untreated subjects. *J Clin Periodontol*, 16: 662-670, 1989.
6) Axelsson P, Lindhe J, Nystrom B: On the prevention of caries and periodontal disease: results of a 15-year longitudinal study in adults. *J Clin Periodontol*, 18: 182-189, 1991.
7) Kaldahl WB, Kalkwarf KL, Patil KD: A review of longitudinal studies that compared Periodontal therapies. *J Periodontol*, 64: 243-253, 1993.
8) O'Leary TJ, Drake RB, Naylor JE: The plaque control record. *J Periodontol*, 43: 38, 1972.
9) 西田哲也, 西田 香, 森 京子, 有路珠幸, 宿谷綾子：歯科臨床ファーストレシピ1. コア・コンセプト＆介補テクニック編. 学建書院, 東京, 2016, 141.
10) International Organization for Standardization (ISO): Dentistry—Designation system for teeth and areas of the oral cavity. ISO, Berlin, ISO 3950, 2016.
11) 木下四郎 ほか：メインテナンスに於ける好ましいプラークコントロールの程度について. 日歯周誌, 23：509-517, 1981.
12) 島内英俊 ほか：長期経過症例における歯周外科処置の臨床的評価. 日歯保誌, 36：1196-1203, 1993.
13) 渡辺富栄 ほか：臨床上効果的でかつ容易に実施できるプラークコントロールプログラムの確立. 日歯周誌, 25：385-392, 1983.
14) 松永 信 ほか：初期治療におけるポケットの減少とプラークコントロールとの関係について. 日歯周誌, 31：717-723, 1989.
15) Lindhe J／岡本 浩 (監訳)：臨床歯周病学とインプラント第4版 臨床編. クインテッセンス出版, 東京, 2005, 849.
16) 日本歯周病学会 編：歯周治療のガイドライン 2022. 医歯薬出版, 東京, 2022, 31-32.

CHAPTER 03 PMTCとは

1) 野村正子：認定歯科衛生士にとってのPMTC. 日歯周誌, 51 (3)：279-282, 2009.
2) Axelsson P: New ideas and advancing technology in prevention and non-surgical treatment of periodontal disease. *Int Dent J*, 43 (3): 223-38, 1993.
3) 全国歯科衛生士教育協議会 監：歯科衛生学シリーズ 歯科予防処置論・歯科保健指導論. 医歯薬出版, 東京, 2023.

Ⅱ編 エキスパートを目指して

CHAPTER 01 歯周病の新分類を理解する

1) Kornman KS, Tonetti MS［共編］, 村上伸也［監訳］, 日本歯周病学会, 日本臨床歯周病学会［共訳］. 歯周病およびインプラント周囲組織の疾患と状態に関する新分類. アメリカ歯周病学会（AAP）／ヨーロッパ歯周病連盟（EFP）共催 2017 ワールドワークショップ会議録

2) Caton JG et al.: A new classification scheme for periodontal and peri-implant diseases and conditions - Introduction and key changes from the 1999 classification. *J Periodontol*, 89（Suppl 1）: S1-S8, 2018.

3) Chapple ILC et al.: Periodontal health and gingival diseases and conditions on an intact and a reduced periodontium: Consensus report of workgroup 1 of the 2017 World Workshop on the Classification of Periodontal and Peri-Implant Diseases and Conditions. *J Periodontol*, 89（Suppl 1）: S74-S84, 2018.

4) 1999 International International Workshop for a Classification of Periodontal Diseases and Conditions. Papers. Oak Brook, Illinois, October 30-November 2, 1999. *Ann Periodontol*, 4（1）: i, 1-112. doi: 10.1902/annals.1999.4.1.i. PMID: 10896458.

5) Papapanou PN et al.: Periodontitis: Consensus report of workgroup 2 of the 2017 World Workshop on the Classification of Periodontal and Peri-Implant Diseases and Conditions. *J Periodontol*, 89（Suppl 1）: S173-S182, 2018.

6) Goodson JM et al.: The relationship between attachment level loss and alveolar bone loss. *J Clin Periodontol*, 11（5）: 348-59, 1984.

7) Lang NP et al.: Radiographs in periodontics. *J Clin Periodontol*, 4（1）: 16-28, 1977.

8) 日本歯周病学会 編：歯周病の新分類への対応. http://www.perio.jp/file/news/info_191220.pdf（2025 年 2 月 10 日アクセス）

9) 日本歯周病学会 編：歯周治療のガイドライン 2022. 医歯薬出版, 東京, 2022.

10) 日本歯周病学会 編：歯周病学用語集 第 3 版. 医歯薬出版, 東京, 2019.

11) 村上伸也, 藤原千春, 岩山智明：歯周病新分類の解釈とその応用. 臨床歯周病学会会誌, 39（2）：20-26, 2021.

※「Classification of Periodontal and Peri-Implant Disease and Conditions」は *Journal of periodontology* と *Journal of clinical periodontology* の両誌から出版されている. 本稿では, 参考文献が重複している場合は *Journal of periodontology* から引用した.

CHAPTER 02 化学的プラークコントロールとオーラルセルフメディケーション

1) 厚生労働省医政局歯科保健課：令和 4 年　歯科疾患実態調査結果の概要.

https://www.mhlw.go.jp/content/10804000/001112405.pdf（2025 年 2 月 10 日アクセス）

2) Brecx M et al.: How to select the right mouthrinses in periodontal prevention and therapy. Part II. Clinical use and recommendations. *Int J Dent Hyg*, 1: 188-194, 2003.

3) Pitcher GR et al.: Access to subgingival plaque by disclosing agents using mouthrinsing and direct irrigation. *J Clin Periodontol*, 7: 300-308, 1980.

4) 南崎信樹 ほか：中等度の深さ（5mm）の歯周ポケットに対する歯肉縁上のプラークコントロールとポケット内洗浄の効果について. 日歯周誌, 32（2）：681-688. 1990.

5) Jones CG: Chlorhexidine is it still the gold standard? *Periodontol 2000*, 15: 55-62, 1997.

6) Elcy BM: Antibacterial agents in the control of supragingival plaque--a review. *Br Dent J*, 186: 286-296, 1999.

7) Van Strydonck DA et al.: Effect of a chlorhexidine mouthrinse on plaque, gingival inflammation and staining in gingivitis patients: a systematic review. *J Clin Periodontol*, 39: 1042-1055, 2012.

8) American Dental Association Council on Dental Therapeutics. Guidelines for acceptance of chemotherapeutic products for the control of supragingival dental plaque and gingivitis. *JADA*, 112: 29-32, 1986.

9) 刑部　敦 ほか：わが国におけるクロルヘキシジングルコン酸塩によるアナフィラキシー発生についての文献的考察. 環境感染誌, 30：127-134, 2015.

◆ 参考文献

10) Sreenivasan PK et al.: Antimicrobial efficacy of 0.05% cetylpyridinium chloride mouth- rinses. Lett *Appl Microbiol*, **56**: 14-20. 2012.

11) Compton HF et al.: Inhibitory effect of benzethonium and zinc chloride mouthrinses on human dental plaque and gingivitis. *J Clin Periodont*, **2**: 33-43, 1975.

12) 鴨井久一 ほか：口腔内病原性細菌に対する in vitro でのポビドンヨード溶液の殺菌効果．日歯周誌，**32**：660-666，1988.

13) Bhola R et al.: Effect of povidone-iodine addition on the corrosion behavior of cp-Ti in normal saline. *J Mater Sci: Mater Med*, **21**: 1413-1420, 2010.

14) 大墨竜也 ほか：Streptococcus mutans バイオフィルムに対するリステリン®ナチュラルケアの浸透性と殺菌効果の評価．日歯周誌，**56**：291-301，2014.

15) Attström R et al. (eds): Proceedings of the 1st European Workshop on Periodontology. Quintessenz Publishing, London, 1994, 120-122.

16) Araujo MWB et al.: Meta-analysis of the effect of an essential oil–containing mouthrinse on gingivitis and plaque. *J Am Dent Assoc*, **146**, 610-622, 2015.

17) Charles CH et al.: Comparatove antiplaque antigingivitis of a chlorhexidine and an essentioal oil mouthrinse. 6-month clinical trial. *J Clini Periodontol*, **31**: 878-884, 2004.

18) WHO International Collaborative Study Ⅱ 1997.

19) 日本歯科保存学会 編：う蝕治療ガイドライン第 3 版　根面う蝕の診療ガイドライン．永末書店，京都，2020.

20) Rosin M et al.: The effect of a polyhexamethylene biguanide mouthrinse compared to an essential oil rinse and a chlorhexidine rinse on bacterial counts and 4-day plaque regrowth. *J Clin Periodontol*, **29**: 392–399, 2002.

21) Michael LB: The rationale for the daily use of an antimicrobial mouthrinse. *J Am Dent Assoc*, **137**: Suppl 16S-21S,2006. doi:10.14219/jada.archive.

CHAPTER 03 歯科衛生士が対応可能な覚醒時ブラキシズム

1) Lobbezoo F et al.: International consensus on the assessment of bruxism: Report of a work in progress. *J Oral Rehabil*, **45**: 837-844, 2018.

2) Nishiyama A et al.: Magnitude of bite force that is interpreted as clenching in patients with temporomandibular disorders: A pilot study. *J Dentistry*, **Special Issue 2**: 004, 2014.

3) Farella M et al.: Jaw muscle soreness after tooth-clenching depends on force level. *J Dent Res*, **89**: 717-721, 2010.

4) Nakayama R, Nishiyama A et al.: Bruxism-related signs and periodontal disease: A preliminary study. *Open Dent J*, **12**: 400-405, 2018.

5) Kato et al.: Relationship between severity of periodontal and masseter muscle activity during waking and sleeping hours. *Arch Oral Biol*, **9**: 13-18, 2018.

6) Ekuni D et al.: Parafunctional masseter muscle activity during waking is related to periodontitis progression: A pilot prospective cohort study. *J Clin Periodontol*, **48**: 785-794, 2021.

7) 濱口五也：緊張性歯根膜咬筋反射の筋電図学的研究．歯基礎誌，**20**：134-143，1978.

8) Passatore M et al.: Sympathetically-induced development of tension in jaw muscles: the possible contraction of intrafusal muscle fibres. *Pflugers Arch*, **405**: 297-304, 1985.

9) Nicholson WL et al.: Resistance of Bacillus endospores to extreme terrestrial and extraterrestrial environments. *Microbiol Mol Biol Rev*, **64**: 548-572, 2000.

10) 中央労働災害防止協会 編：VDT 作業の労働衛生実務—厚生労働省ガイドラインに基づく VDT 作業指導者用テキスト（第 2 版）．中央労働災害防止協会，東京，2005.

11) 厚生労働省：令和 5 年労働安全衛生調査（実態調査）結果の概況．
https://www.mhlw.go.jp/toukei/list/r05-46-50b.html（2025 年 2 月 10 日アクセス）

12) Manfredini D et al.: Psychosocial profiles of painful TMD patients. *J Oral Rehabil*, **36**: 93-98, 2009.

13) Endo H et al.: Clenching occurring during the day is influenced by psychological factors. *J Prosthodont Res*, **55**: 159-164, 2011.

14) Kawakami Y et al.: Growth promoting effect of hyaluronan synthesis promoting substances on Japanese eel leptocephali. *PLoS One*, **9**: e98688, 2014.

CHAPTER 04 禁煙支援の勘所

1) 厚生労働省：令和 5 年国民健康・栄養調査結果の概要.

https://www.mhlw.go.jp/content/10900000/001338334.pdf（2025 年 2 月 10 日アクセス）

2) 中村正和 ほか：加熱式たばこ製品の使用実態，健康影響，たばこ規制への影響とそれを踏まえた政策提言. 日公衛誌，67（1）：3-14，2020.

3) Hori A et al.: Rapid increase in heated tobacco product (HTP) use from 2015 to 2019: from the Japan 'Society and New Tobacco' Internet Survey (JASTIS). *Tob Control*, 30 (4): 474-475, 2020.

4) Oya Y et al.: Smoking status and risk awareness of heated tobacco product use among general dental practitioners belonging to the Aichi Dental Association, Japan. *Healthcare*, 10 (12): 2346, 2022.

5) Oya-Watanabe Y et al.: Attitudes toward smoking cessation according to smoking status among dentists in the Aichi Dental Association in Japan. *Tob Induc Dis*, 2024 (Aug 6): 22, 2024.

6) 桑原祐樹 ほか：日本における中高生の喫煙率と新型たばこの使用の現状に関する研究. 厚生労働科学研究（循環器疾患・糖尿病等生活習慣病対策総合研究事業）

https://mhlw-grants.niph.go.jp/system/files/2018/182031/201809016A_upload/201809016A0004.pdf（2025 年 2 月 10 日アクセス）.

7) 三好希帆 ほか：水タバコによる能動喫煙および受動喫煙の曝露状況の評価. 禁煙会誌，19（1）：11-18，2024.

8) 稲垣幸司：歯科衛生士のための Quint Study Club プロフェッショナルケア編③ 歯科から発信！あなたにもできる禁煙支援. クインテッセンス出版，東京，2012.

9) 沼部幸博：歯周組織に対する喫煙の影響. 日歯周誌，45（2）：133-141，2003.

10) 大森みさき ほか：喫煙の歯周組織に対する影響. 日歯周誌，53（1）：40-49，2011.

11) 稲垣幸司 ほか：歯周病悪化の原因はこれだ. デンタルダイヤモンド社，東京，2017.

12) Hanioka T et al.: Smoking, smoking cessation, and periodontal microorganisms. *Jpn Dent Sci Rev*, 55: 88-94, 2019.

13) 埴岡 隆 ほか：タバコ使用と口腔微生物の関係 1. 歯の周囲およびインプラント周囲の細菌. 口腔衛生会誌，72（3）：185-189，2022.

14) 埴岡 隆 ほか：タバコ使用と口腔微生物の関係 2. う蝕，口腔粘膜異常，口腔装置と関連する微生物. 口腔衛生会誌，72（4）：272-278，2022.

15) Chambrone L et al.: Effects of smoking cessation on the outcomes of non-surgical periodontal therapy: a systematic review and individual patient data meta-analysis. *J Clin Periodontol*, 40 (6): 607-615, 2013.

16) Fiorini T et al.: Is there a positive effect of smoking cessation on periodontal health? A systematic review. *J Periodontol*, 85 (1): 83-91, 2014.

17) Leite FRM et al.: Impact of smoking cessation on periodontitis: A systematic review and meta-analysis of prospective longitudinal observational and interventional studies. *Nicotine Tob Res*, 21 (12): 1600-1608, 2019.

18) Nakayama Y et al.: A multicenter, prospective cohort study on the effect of smoking cessation on periodontal therapies in Japan. *J Oral Sci*, 63 (1): 114-118, 2020.

19) 稲垣幸司 ほか：ポジション・ペーパー 歯周治療における禁煙支援の手順書. 日歯周誌，60（4）：201-219，2018.

20) 日本歯周病学会 編：禁煙支援の評価票.

https://www.perio.jp/publication/upload_file/kinen_hyouka.pdf（2025 年 2 月 10 日アクセス）

21) 日本歯周病学会 編：評価票の解説.

https://www.perio.jp/publication/upload_file/kinen_kaisetsu.pdf（2025 年 2 月 10 日アクセス）

22) 稲垣幸司：症例報告レビュー 歯周治療における禁煙支援の実践：歯周治療における禁煙支援の手順書に基づいた禁煙支援を適用した長期経過症例から. 日歯周誌，65（4）：125-136，2023.

23) Heatherton TF et al.: The Fagerström test for nicotine dependence: a revision of the Fagerström Tolerance Questionnaire. *Br J Addict*, 86 (9): 1119-1127, 1991.

24) Kawakami N et al.: Development of a screening questionnaire for tobacco/nicotine dependence

◆ 参考文献

according to ICD-10, DSM-Ⅲ-R, and DSM-Ⅳ. *Addict Behav*, **24** (2): 155-166, 1999.

25) Prochaska JO, Velicer WF: The transtheoretical model of health behavior change. *Am J Health Promot*, **12** (1): 38-48, 1997.

26) Yoshii C et al.: An innovative questionnaire examining psychological nicotine dependence, "The Kano Test for Social Nicotine Dependence (KTSND)". *JUOEH*, **28** (1): 45-55, 2006.

27) Otani T et al.: Validity and reliability of Kano test for social nicotine dependence. *Ann Epidemiol*, **19** (11): 815-822, 2009.

28) Hedin CA: Smokers' melanosis. Occurrence and localization in the attached gingiva. *Arch Dermatol*, **113** (11): 1533-1538, 1977.

29) 日本歯周病学会 編：禁煙支援パンフレット 2022「始めよう禁煙！！」.
https://www.perio.jp/publication/upload_file/kinen_booklet_2022.pdf（2025 年 2 月 10 日アクセス）

30) Sugihara M et al.: Three in four smokers want to quit tobacco (reference to reassessing the smoking target in Japan): findings from the JASTIS2021 study. *Environ Health Prev Med*, (2024) 29: 28.

31) A clinical practice guideline for treating tobacco use and dependence: 2008 update. A U.S. Public Health Service report. *JAMA*, **283** (24): 3244-3254, 2000.

CHAPTER 05 インプラントに対する留意点

1) 特定非営利活動法人日本歯周病学会 編：歯周病患者における口腔インプラント治療指針およびエビデンス 2018. 医歯薬出版，東京，2019，34-41.

2) Herrera D et al.: Prevention and treatment of peri-implant diseases-The EFP S3 level clinical practice guideline. *J Clin Periodontol*, **50** (Suppl 26): 4-76, 2023.

3) Mombelli A et al.: The microbiota associated with successful or failing osseointegrated titanium implants. *Oral Microbial Immunol*, **2**: 145-151, 1987.

4) Berglundh T et al.: Peri-implant diseases and conditions: Consensus report of workgroup 4 of the 2017 World Workshop on the Classification of Periodontal and Peri-Implant Diseases and Conditions. *J Periodontol*, **89** (Suppl 1): S313-S18, 2018.

5) Heitz-Mayfield LJA et al.: Implant disease risk assessment IDRA-A tool for preventing peri-implant disease. *Clin Oral Impl Res*, **31**: 397-403, 2020.

6) Nevins M, Wang HL 監著／小野善弘，窪木拓男 監訳：インプラントセラピー 臨床的アプローチと成功の根拠 第2版. クインテッセンス出版，東京，2020，504.

CHAPTER 06 配慮が必要な患者への対応

1) 日本歯周病学会 編：歯周病と全身の健康. 医歯薬出版，東京，2015.

2) Wardenaar KJ et al: The cross-national epidemiology of specific phobia in the World Mental Health Surveys. *Psychol Med*, **47** (10): 1744-1760, 2017.

3) Wolitzky-Taylor KB et al: Psychological approaches in the treatment of specific phobias: A meta-analysis. *Clin Psychol Rev*, **28** (6): 1021-1037, 2008.

4) 苅部洋行：歯科恐怖を知る―疫学と原因―. 日歯心身，**34** (1・2)：5-9，2019.

5) Oosterink FM et al.: What are people afraid of during dental treatment? Anxiety-provoking capacity of 67 stimuli characteristic of the dental setting. *Eur J Oral Sci*, **116**: 44-51, 2008.

6) Milgrom P et al. ／下野 勉 ほか監訳：患者を動かす 行動歯科学による歯科恐怖へのアプローチ. クインテッセンス出版，東京，1991，13-47.

7) 一般社団法人 日本歯科麻酔学会：高血圧患者に対するアドレナリン含有歯科用局所麻酔剤使用に関するステートメント. 2019.

8) Ellis JS et al.: Prevalence of gingival overgrowth induced by calcium channel blockers. *J Periodontol*, **70**: 63-67, 1999.

9) 米田栄吉：薬物性歯肉増殖症の発生機序を探る. 日歯周誌，**44**：315-321，2002.

10) 二宮雅美：歯列不正を伴う重度薬物性歯肉増殖症患者に対して包括的歯周治療を行った一症例. 日歯周誌，**61**：37-46，2019.

11) 久保田玲子：ニフェジピンによる歯肉増殖を伴う慢性歯周炎の一症例. 日歯周誌，**49**：55-60，2007.

12) 田中史絵，金子高士：非外科的歯周治療により改善した薬物性歯肉増殖を伴う慢性歯周炎の1症例．日歯周誌，**62**（2）：96-106，2020．

13) 日本歯周病学会 編：糖尿病患者に対する歯周治療ガイドライン 改訂第3版 2023．医歯薬出版，東京，2023．

14) 小松祐子 ほか：歯科診療における抗血栓療法〜止血管理の現状〜．岩医大歯誌，**45**：105-119，2021．

15) 日本糖尿病学会 編著：糖尿病診療ガイドライン 2024．
https://www.jds.or.jp/uploads/files/publications/gl2024/01.pdf（2025年2月10日アクセス）

16) 佐々木大輔，八重柏隆：聞くに聞けない歯周治療100（若林健史 総監修）．デンタルダイヤモンド社，東京，2018，162-163．

17) 日本歯周病学会 編：糖尿病患者に対する歯周治療ガイドライン 改訂第2版 2014．医歯薬出版，東京，2014．

18) 永田俊彦：歯周組織の炎症が全身に飛び火するメカニズム：腎臓病との関連．日臨歯周病会誌，**36**（2）：29-32，2018．

19) Ma L et al.: Risk factors for mortality in patients undergoing hemodialysis: A systematic review and meta-analysis. *Int J Cardiol*, **238**: 151-158, 2017.

20) 三上理沙子 ほか：慢性腎臓病と歯周病の関わり．日歯周誌，**64**：136-141，2022．

21) 和泉雄一 ほか：歯周病と早産・低体重児出産（日本歯周病学会編：歯周病と全身の健康）．医歯薬出版，東京，2016，27-53．

22) 滝川雅之：妊婦の歯周病と早産・低体重児出産との関連性 妊娠期における歯周治療のポイント．日臨歯周病会誌，**36**（2）：33-39，2018．

CHAPTER 07 「動機づけ」を再考する

1) 野村正子，浦野直子：ひとことじゃいえないモチベーション．医歯薬出版，東京，2000．

2) 子安増生 ほか 監修：現代心理学辞典．有斐閣，東京，2021．

3) 藤永 保 監修：最新心理学事典．平凡社，東京，2013．

4) 山田冨美雄：Ⅰ医療行動科学のためのミニマム・サイコロジー．北大路書房，京都，2002．

5) 津田 彰：Ⅱ医療行動科学のためのカレント・トピックス．北大路書房，京都，2002，57．

6) Deci EL: Effects of externally mediated rewards on intrinsic motivation. *J pers soc psychol*, **18**（1）: 105-115, 1971.

7) Hurlock EB: An evaluation of certain incentives used in school work. *J Educ Psychol*, **18**: 145-159, 1925.

8) Kasl SV, Cobb S: Health Behavior, Illness Behavior, and Sick-Role Behavior. *Arch Environ Health*, **12**: 531-541, 1966.

9) Prochaska JO et al.: In search of how people change. Applications to addictive behaviors. *Am Psychol*, **47**（9）: 1102-1114, 1992.

索引

あ

アンダーマイニング効果 ･･････････････････ 63

い

維持期 ････････････････････････････ 64
意識化訓練 ･･････････････････････････ 40
イソプロピルメチルフェノール ････････････ 32
医療面接 ･･･････････････････････････ 8
インプラント ････････････････････････ 50
インプラント周囲炎 ････････････････ 52, 54
インプラント周囲組織 ･･･････････････････ 52
インプラント周囲粘膜炎 ････････････ 52, 53

え

エッセンシャルオイル ･･････････････････ 31
エバシステム ････････････････････････ 18
エンハンシング効果 ･･･････････････････ 63

お

オーラルセルフメディケーション ････････････ 29

か

外発的動機づけ ･･････････････････････ 62
化学的プラークコントロール ････････････ 32
覚醒時ブラキシズム ･･･････････････････ 36
家族歴 ･･････････････････････････････ 11
加熱式タバコ ････････････････････････ 42
加濃式社会的ニコチン依存度調査票 ････････ 47
カルシウム拮抗薬 ･･･････････････････ 58
関心期 ･････････････････････････････ 64

き

強化 ･･････････････････････････････ 41
競合反応訓練 ･･･････････････････････ 41
禁煙 ･･････････････････････････････ 48
禁煙支援の実践手順 ･･･････････････････ 44
禁煙支援法 ･････････････････････････ 48
緊張性歯根膜咬筋反射 ･････････････････ 38
筋紡錘 ･････････････････････････････ 38

く

くいしばり ･････････････････････････ 36
グルコン酸クロルヘキシジン ････････････ 30
グレード（歯周炎） ･･･････････････････ 26
クレンチング ･･･････････････････････ 36

け

健康行動 ･･･････････････････････････ 64
健康行動の行動変容ステージ ････････････ 64
健康な歯周組織 ･････････････････････ 22
現症 ･･････････････････････････････ 11
現病歴 ･････････････････････････････ 10

こ

交感神経 ･･･････････････････････････ 38
抗凝固薬 ･･･････････････････････････ 58
口腔バイオフィルム感染症 ･･････････････ 34
高血圧症 ･･･････････････････････････ 58
抗血小板薬 ･････････････････････････ 58
抗血栓薬 ･･･････････････････････････ 58
行動変容法 ････････････････････････ 39
根面う蝕 ･･･････････････････････････ 33

し

歯科恐怖症 ･････････････････････････ 56
歯科的既往歴 ･･･････････････････････ 11
自己効力感 ････････････････････････ 65
歯周炎のグレード分類 ･････････････････ 26
歯周炎のステージ分類 ･････････････････ 25
歯周病原細菌 ･･････････････････････ 30, 44
歯周病の新分類 ･･････････････････････ 22
実行期 ･････････････････････････････ 64
歯肉炎 ･････････････････････････････ 22
歯肉メラニン色素沈着 ･････････････････ 47
歯面研磨 ･･･････････････････････････ 16
修飾因子 ･･･････････････････････････ 27
主訴 ･･････････････････････････････ 10
循環器疾患 ････････････････････････ 58
準備期 ･････････････････････････････ 64
上下歯列接触癖 ･････････････････････ 36
腎疾患 ･････････････････････････････ 59
身体的ニコチン依存度 ･････････････････ 45

す

ステージ（歯周炎） ･･･････････････････ 25

せ

セチルピリジニウム塩化物 ･･････････････ 30
洗口液 ･････････････････････････････ 30
全身的既往歴 ･･･････････････････････ 11

そ

卒煙 ･･････････････････････････････ 48

と

動因 ･･････････････････････････････ 61
動機づけ ･･･････････････････････ 40, 60
透析患者 ･･･････････････････････････ 59
糖尿病 ･････････････････････････････ 59
糖尿病療養指導士 ･･･････････････････ 64
頭部前傾姿勢 ･･･････････････････････ 39

な

内発的動機づけ ･････････････････････ 63

に

ニコチン ･････････････････････････････ 42
ニコチン依存度 ･･････････････････････ 46
妊娠（初期，安定期，後期）･･････････ 59
妊婦 ･･･････････････････････････････ 59

は

パックイヤー ････････････････････････ 46
反射性収縮 ･･････････････････････････ 38

ひ

非イオン型殺菌薬 ･･････････････････ 31

ふ

フッ化物含有洗口液 ･･････････････････ 33
プラークコントロール ････････････････ 12
プラークチャート ････････････････････ 12
ブラキシズム ････････････････････････ 36
ブリンクマン指数 ････････････････････ 46
プロフィーカップ ････････････････････ 18

へ

ベンゼトニウム塩化物 ････････････････ 31

ほ

ポビドンヨード ･･････････････････････ 31

ま

慢性腎臓病 ･･････････････････････････ 59

む

無関心期 ･･･････････････････････････ 64

め

メインテナンス ･･････････････････････ 50

も

モチベーション ･･････････････････････ 60

ゆ

誘因 ･･････････････････････････････ 61
ユニバーサルシステム ････････････････ 14

よ

陽イオン型殺菌薬 ･･････････････････ 30

り

リコール期間 ････････････････････････ 52
リスクファクター ････････････････････ 27
リバース C の法則 ･･････････････････ 13

数字

5A・5R 法 ･･････････････････････････ 48

欧文

CKD ･･･････････････････････････････ 59
enhancing 効果 ･････････････････････ 63
FDI 方式 ･･･････････････････････････ 14
FTND ･･････････････････････････････ 45
health behavior ･･･････････････････････ 64
HTP ･･･････････････････････････････ 42
KTSND ････････････････････････････ 47
O'Leary らのプラークコントロールレコード ･･･ 12
P. Axelsson ････････････････････････ 16
PCR（plaque control record）･･････････ 12
PMTC ･････････････････････････････ 16
PTC ･･･････････････････････････････ 16
PT-INR ････････････････････････････ 58
RDA 値 ････････････････････････････ 18
self-efficacy ･･････････････････････ 65
TCH ･･･････････････････････････････ 36
TDS ･･･････････････････････････････ 46
two-digit system ･･････････････････ 14
undermining 効果 ･･････････････････ 63
WHO ISO3950 ･･････････････････････ 14
γ 運動ニューロン ･･････････････････ 38

日本歯周病学会認定歯科衛生士スキルアップ

ISBN978-4-263-42335-6

2025年3月25日　第1版第1刷発行

　　　　　編　集　特定非営利活動法人
　　　　　　　　　日本歯周病学会
　　　　　発行者　白　石　泰　夫
　　　　　発行所　医歯薬出版株式会社

〒113-8612　東京都文京区本駒込1-7-10
TEL.（03）5395-7638（編集）・7630（販売）
FAX.（03）5395-7639（編集）・7633（販売）
https://www.ishiyaku.co.jp/
郵便振替番号 00190-5-13816

乱丁，落丁の際はお取り替えいたします　　　印刷・木元省美堂／製本・愛千製本所
Ⓒ Ishiyaku Publishers, Inc., 2025. Printed in Japan

本書の複製権・翻訳権・翻案権・上映権・譲渡権・貸与権・公衆送信権（送信可能化権を含む）・口述権は，医歯薬出版㈱が保有します．
本書を無断で複製する行為（コピー，スキャン，デジタルデータ化など）は，「私的使用のための複製」などの著作権法上の限られた例外を除き禁じられています．また私的使用に該当する場合であっても，請負業者等の第三者に依頼し上記の行為を行うことは違法となります．

JCOPY　＜出版者著作権管理機構　委託出版物＞
本書をコピーやスキャン等により複製される場合は，そのつど事前に出版者著作権管理機構（電話 03-5244-5088，FAX 03-5244-5089，e-mail：info@jcopy.or.jp）の許諾を得てください．